月刊 GEKKAN

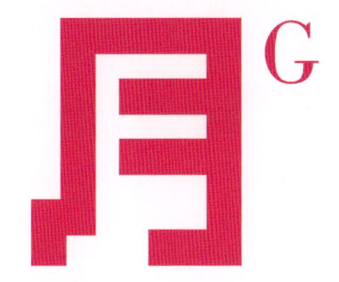

ひと月で読めて学習できる
臨床手技のエッセンスBook

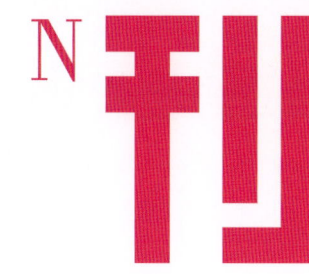

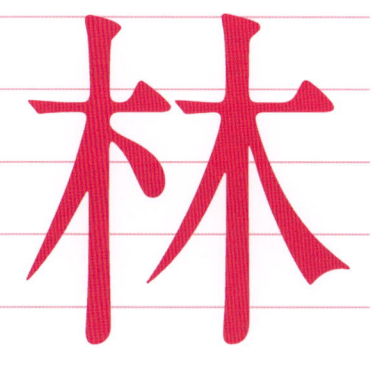

矯正が可能にする包括的歯科治療

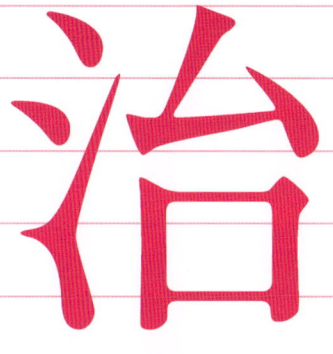

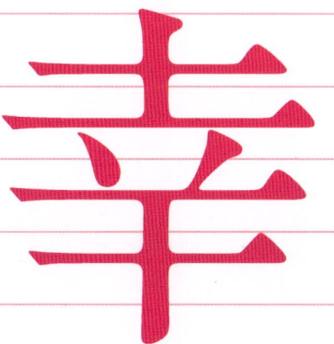

林 治幸
Haruyuki Hayashi

デンタルダイヤモンド社

月刊　林 治幸 ＊ 目次

矯正が可能にする包括的歯科治療

✚はじめに──矯正治療を始める前に知っておきたいこと
　日本人の歯の多様性と日本人のルーツ ……… 3

✚インプラント以外の方法で治してほしい
　小臼歯の遠心移動 ……… 7

✚吸収しない歯槽骨を獲得するには？
　小臼歯の遠心移動で得られる
　　　インプラントに最適な吸収しない歯槽骨 ……… 9

✚長期にわたる安定と、審美性を得るためには？
　移動で得られた吸収しない
　歯槽骨を活かしたインプラント ……… 11

✚矯正治療終了後、事故により歯根破折を発症
　矯正治療と前歯部のインプラント ……… 14

✚矯正治療後のオープンバイトと根尖病巣を発症
　2態咬合を伴ったクラスⅡオープンバイトと
　　　7̄の根尖病巣 ……… 18

✚崩壊した口腔をどこから手をつけ、まとめていくか
　包括的歯科治療 ……… 22

✚延長ブリッジ or インプラント？
　延長ブリッジの問題点　インプラントの問題点 ……… 26

✚義歯を使わずに噛めるようにしたい
　インプラントと歯周補綴　どう組み合わせるか ……… 30

✚歯周病患者との長期にわたる関わり方①
　歯周補綴はここまで変わる
　　　歯牙移動による歯周組織再生療法 ……… 34

✚歯周病患者との長期にわたる関わり方②
　時代の変化と治療の変化 ……… 41

+はじめに ── 矯正治療を始める前に知っておきたいこと

日本人の歯の多様性と日本人のルーツ

多様な遺伝子の集合体日本

　筆者は26年前に「矯正を臨床で生かす会」を立ち上げ、すでに240回になるまで会を重ねている。当時はそれほど矯正治療を行う歯科医は多くなかったが、最近不思議と増えた。それに伴い他医院でなされた矯正治療後の再治療ケースが増えてきている。このままではかつてのインプラント治療の二の舞になるのではと危惧している。

　そこで、はじめに知っておくべきことがある。それは日本人の歯は、小さな歯から大きな歯まで、厚いシャベル切歯から非シャベル切歯まで多様であるということである。これはストレートワイヤー法などの標準化された対応ですべてがうまくいくわけではない、ということを意味する。この多様性は日本人のルーツによることが大きい。日本はユーラシア大陸の東の果て、これ以上東は太平洋しかないという立地である。サハリン経由で日本に来た縄文人、朝鮮半島から来た別の縄文人、渡来系弥生人も朝鮮半島だけでなく長江下流域の江南から直接に日本に来ている。そしてすべての遺伝子が日本列島で蓄積されて、他ではみられない遺伝子の多様性を示している。これは日本人の顔が一人ひとり違うように、歯もばらばらなのである。

1. 非シャベル切歯・小さな歯の縄文系とシャベル切歯・大きな歯の弥生系

　日本には小さな歯で非シャベル切歯をもった縄文系と、大きな歯でシャベル切歯をもった弥生系が混在している。縄文系の歯と弥生系の歯はどこから来たのであう。右の図は世界における歯の大きさとシャベル切歯の出現率を表している。シャベル切歯は出アフリカを果たした後に最終氷河期にシベリアに到達した人のみにみられる。弥生人のシャベル切歯は寒冷地に適応した人たちだということがわかる。

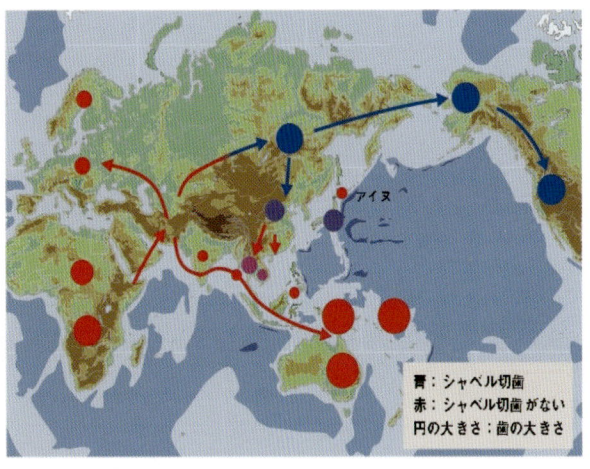

（林　治幸『シャベル切歯を持つ日本人の歯の矯正　MEAW＋矯正用アンカースクリューがもたらす前歯部の審美と白歯部の長期安定した咬合』砂書房，東京，2013．より引用）

> 日本人の歯は小さな歯から大きな歯まで、シャベル切歯のあるものからないものまでさまざまである。
> これは日本人の成り立ちに起因している。

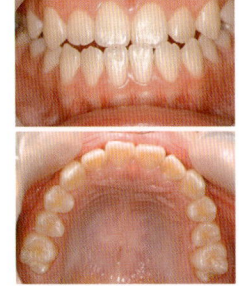
▪ 21|12のサイズは小さく、シャベルは痕跡程度

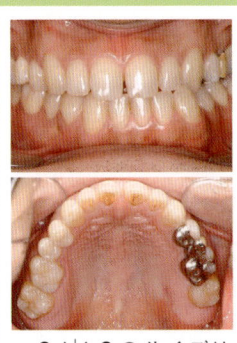
▪ 21|12のサイズは小さいが深いシャベル

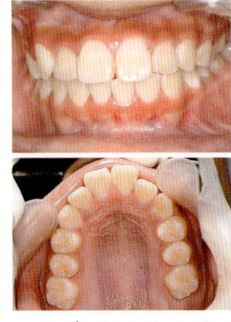
▪ 21|12のサイズは大きくダブルシャベルだが、深さはわずか

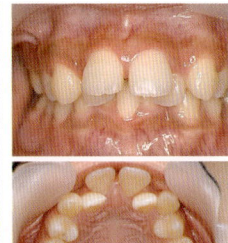
▪ 21|12のサイズは大きいが非シャベルである

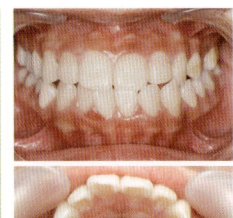
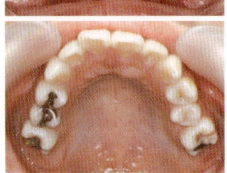
▪ 21|12はやや大きく深いシャベルである

矯正が可能にする包括的歯科治療

+ はじめに ── 矯正治療を始める前に知っておきたいこと

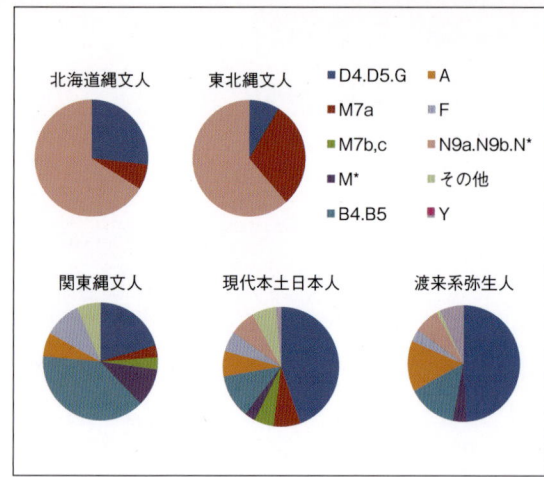
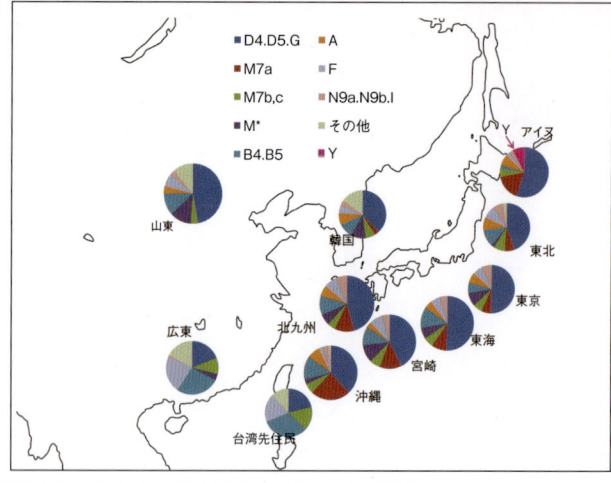

- Mt-DNAの発現パターン　（林　治幸『シャベル切歯を持つ日本人の歯の矯正　ＭＥＡＷ＋矯正用アンカースクリューがもたらす前歯部の審美と臼歯部の長期安定した咬合』砂書房，東京，2013. より引用）

では縄文人はどこから来たのであろうか。東南アジアからではなくサハリン→北海道→東北と北から到達した人と、中央アジア→華北→朝鮮半島→北九州に到達した人であることがDNAから解明されている。彼らは最終氷河期の極寒以前に南下したので寒冷地適応していないのである。

2．母系遺伝するミトコンドリアDNA（Mt-DNA）

　Mt-DNAは現代人だけでなく古人骨からも採取できる。図から現代日本人は北から来た縄文人と北九州から来た関東縄文人、それに渡来系弥生人が加わって現代日本人になったことがわかる。また、出現のパターンをみると現代人は渡来系弥生人に近いことがわかる。これを東アジア一帯と比較すると以下のことがわかる。
①現代日本人のMt-DNAは東アジアに存在するほとんどを包含してもっとも多様性に富んでいる。
②発現パターンをみると華北、朝鮮半島に近い。また同じ中国人であっても華北人は華南および台湾先住民とは明らかに違っている。

3．父系遺伝するY-DNA

　Y-DNAは父系遺伝する。Mt-DNAと比較すると遺伝子の分子量がはるかに大きい。そのため、よほど状態のよい古人骨でない限り古人骨からの採取は難しいので、現代人からの採取が主である。Y-DNAはMt-DNAとは大きな違いがある。女性は生涯に生む子供の数が限られているのでMt-DNAの分布はそのまま人口構成を示している。それに対して男性（Y-DNA）は子供をいくらでも作ることができるので「征服者の遺伝子」「支配者の遺伝子」と呼ばれるように支配者の遺伝子が多く残る。
　東アジアでのY-DNAの分布をみると以下のことがわかる。
①華北では漢民族を示すO3が大多数を占める。
②朝鮮半島では漢民族を示すO3が4割、揚子江下流域から朝鮮半島南岸や北九州にたどり着いたO2bが4割ほどを示している。朝鮮半島はかつて漢時代に統治されていたなごりかO3が多数みられる。O2bは漢民族に揚子江下流域から押し出され、北は朝鮮半島南岸、北九州へとたどり着いた人々である。この人たちが日本に水田稲作を持ち込んだ人たちである。O2bの一部はベトナム、インドネシア、東南アジアへと拡散していった。
③日本は華北、朝鮮半島とは明らかに異なり、D2が半数弱を占めている。縄文人の直系

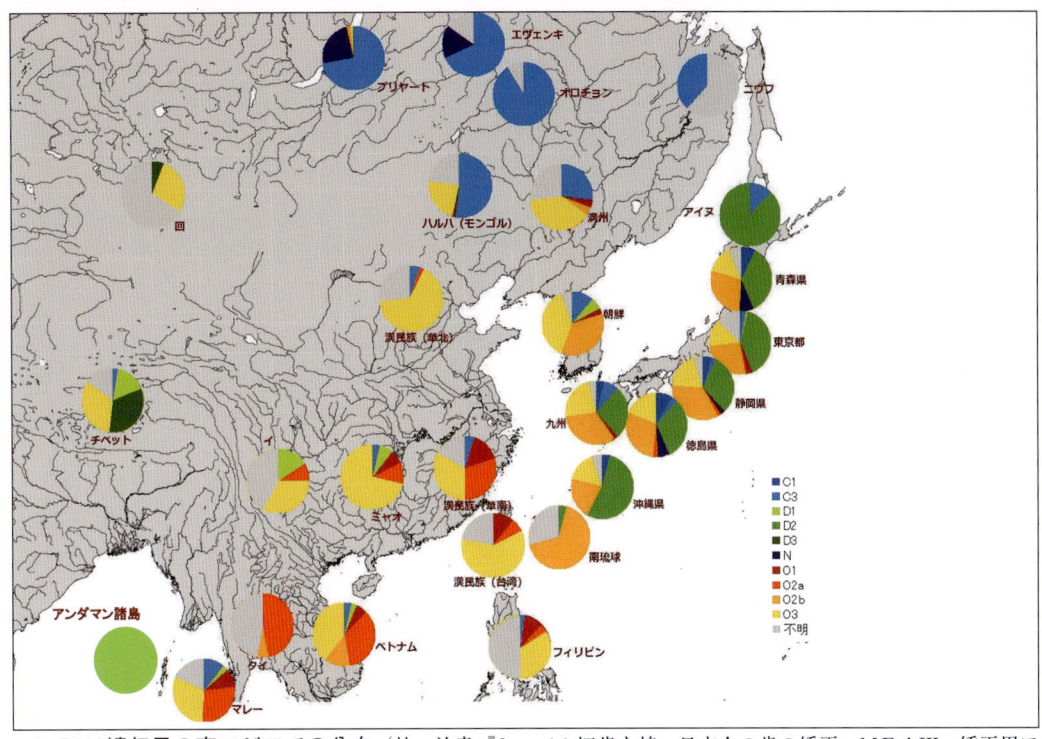

▪ Y-DNA遺伝子の東アジアでの分布（林　治幸『シャベル切歯を持つ日本人の歯の矯正　ＭＥＡＷ＋矯正用アンカースクリューがもたらす前歯部の審美と臼歯部の長期安定した咬合』砂書房，東京，2013. より引用）

であるアイヌ人は9割弱を占めている。また北琉球（沖縄本島）でも6割を占めている。Dの分布をみるとカザフスタン→ウイグル（回）と東アジアに広がっていたのが、03の漢民族の膨張で追いやられ、現在ではチベット（D1、D3）と日本（D2）に限局している。ことにD2はほとんど日本にしかない遺伝子である。

4．Mt-DNAとY-DNAからわかること

　日本は多様な遺伝子の集合体であることがわかる。Y-DNAでは出アフリカを果たした3大グループC、DE、F-R、すべてが揃っている。これは世界で日本だけである。日本人というと一見同じ人種であるかのように思ってしまう。しかし、遺伝子からみれば、ばらばらなのである。3頁にあげたように日本人の歯が多様であるのはこのことから起因している。欧米人はY-DNAではRがほとんどを占め、Mt-DNAでも2大系統M、NのうちNの下部Rから派生した人に限られている。つまり均一な集団なのである。そのため彼らの歯は均一で日本人のような多様型ではない。だから標準化したストレートワイヤー法などの効果が得やすいのである。

5．縄文人が日本を支配していた？

　Mt-DNAの人口構成からみると、本土日本人は朝鮮半島や華北の人に近く、アイヌ人や北琉球（沖縄本島）人とは違う。これは形質をみても本土日本人も華北や朝鮮半島の人に近い。ところが、Y-DNAはまったく別の指標を示している。半数がアイヌ人と同じD2なのである。これはいったいどう考えればよいのであろうか？

　渡来系弥生人は水田稲作や金属器を伝えた人たちで、彼らが人口を増やして日本に広がったのならば、02bや03がもっと多くてもよいはずである。ましてや少数の縄文人D2が半数を占めることなど考えられないことになる。この2つのDNAが示していることは、「小数の縄文人が多数の弥生人を支配した」ということである。はたしてこのようなことが起こりえるのだろうか？

古事記からの考察

古事記第1巻は、神世の時代について書かれている。そのなかでアマテラス（姉）が高天原を支配し弟のスサノウが追放されるくだりがある。

スサノウは挨拶をしに姉アマテラスのところに向かう。アマテラスはスサノウが攻めてきたと思い武装をする。そこでスサノウは疑いを晴らすためにウケヒという賭けをする。その結果、スサノウの剣からは3人の女神が生まれ、アマテラスの玉からは5人の男神が生まれる。女神を産んだスサノウは「勝った」と高天原を荒らしまくる。

女神を産んだスサノウが勝ちだという理由は書いていない。しかし、縄文系ならば女性が後を継ぐので女神を産んだスサノウが後見人となり「勝ちだ」というのが理解できる。

高天原を荒らしまくったスサノウは結局追放される。腹をすかしたスサノウはオオゲツヒメを訪ね、食べ物を請う。スサノウは次々に出される美味しい食べ物を不信に思いオオゲツヒメを殺す。殺されたオオゲツヒメの骸からは、蚕や稲など五穀の種を得る。

つまり高天原には蚕や稲はなかったことがわかる。ゆえに縄文人ではないかと思える。もし渡来人であれば稲も蚕も持っていたであろう。また、オオゲツヒメを殺して奪うくだりは弥生人の村を縄文人が攻めたのではないかとも思われる。

稲を得たスサノウは出雲でオロチ退治をし、クシナダヒメ（稲田姫）と結婚、その後繁栄し、7代目にオオクニヌシ（大国主）へと引き継がれる。出雲から畿内にかけたまさに大国の主になっていた。

一方アマテラスから5代目に初代神武天皇の代になる。神武は九州日向から水軍を率いて奈良を攻め皆殺しにして白檮原宮初代天皇として即位した（神武東征）。

九州ではHTLV-1（その中の九州B型）というT型白血病のキャリアが多い。感染力が弱いので人の移動がなければキャリアは増えないが、畿内ではそのウイルスが現在でも周辺より高くなっている。つまり神武東征のように在来人と入れ替わるように人が入る必要がある。平和的に混ざったのではこのウイルスは消えてしまう。神武東征のようなことがなければこうはならない。

高天原では豊かになった出雲に国を譲れとオオクニヌシに迫る。オオクニヌシは九州と畿内とにはさまれるかたちとなる。そして国譲りに応ずる。代わりに高層神殿を要求する。

出雲大社では高層神殿の跡が発掘され、オオクニヌシが武装放棄したと思われる証拠として荒神谷遺跡では358本の銅剣が発掘されている。つまり国譲りが実在したようである。

6. 古事記編纂1,300年

縄文人の遺跡の調査から母系家族であることがMt-DNAからわかっている。つまり代々女性が継ぐのである。

以上のような遺伝子という観点から日本人の成立にヒントを与えてくれるものはないかと調べてみると古事記が面白い。

今年は古事記編纂1,300年になる。日本人の成立の疑問に参考になるかもしれないので触れておく。

神話として扱われている古事記に書かれていることが本当に起こったのならば、日本人の遺伝子の成り立ちが説明できる。また古事記のなかには「因幡の白兎」「海幸彦・山幸彦」の話があるが、同じ神話が東南アジアに点在する。これはO2bの人の移動範囲と一致している。古事記の話はここで終わりとするが、初期の日本に関して書かれた他の文献では魏志倭人伝が有名である。このなかでなぜ女王・卑弥呼なのか、それを継いだ女王・台与なのか、不思議に思っているのは筆者だけではあるまい。

✚インプラント以外の方法で治してほしい

小臼歯の遠心移動

KEY WORD　MTMにより得られるもう1つの選択肢

■ 患者概要と主訴
患者：67歳、女性
主訴：7̲が腫れる。
患者は他医院からの紹介である。
7̲は根尖まで骨吸収していて抜歯をすることになった。患者は義歯を使いたくないということでインプラントを勧めたが、「インプラントは危険でよくないと聞いている。インプラント以外の方法で治してほしい」ということだった。

■ 処置
そこで5̲の遠心移動を行い、ブリッジにすることにした。
矯正用アンカースクリューを5̲の遠心と、4̲、5̲の間に植立し、アンカーとして移動を行った。移動に伴い5̲近心側には幅の広い歯槽骨が現れてくる。この歯槽骨は歯根膜が増殖し石灰化したものである。

■ 考察
約1年8ヵ月後、ブリッジを合着した。本症例は下顎管より距離もあり抜歯後インプラントを植立すれば簡単に処置できた症例である。しかし、患者のインプラントへの不安はぬぐえない。そこで小臼歯の遠心移動を行ったが、これは時間がかかり難しい処置である。

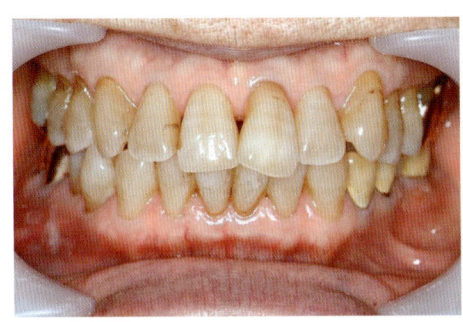
▪ 2007年8月30日：初診時

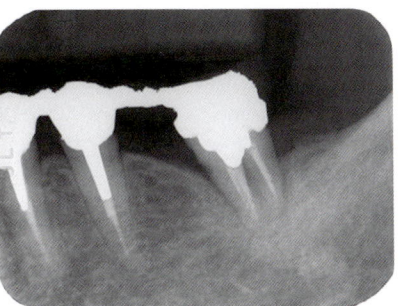
▪ 2007年9月5日：7̲は根尖まで骨吸収しているので抜歯した

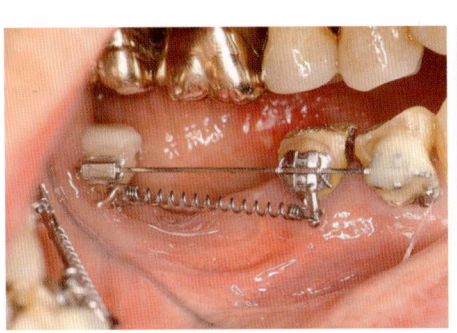
▪ 2007年10月30日。5̲の遠心、4̲、3̲の間に矯正用スクリューを植立しクローズドコイルスプリングで遠心移動を開始する

矯正が可能にする包括的歯科治療

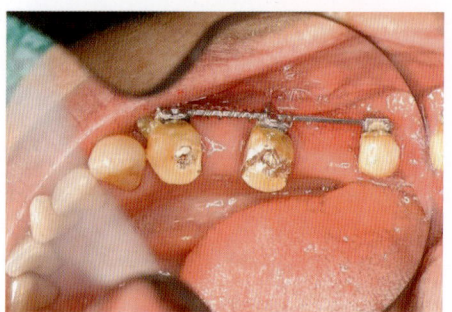
・2009年6月13日：4̄は矯正用スクリューと接着レジンで固定する。4̄が不動のアンカレッジとなる。4̄、5̄の間にオープンコイルスプリングを入れる

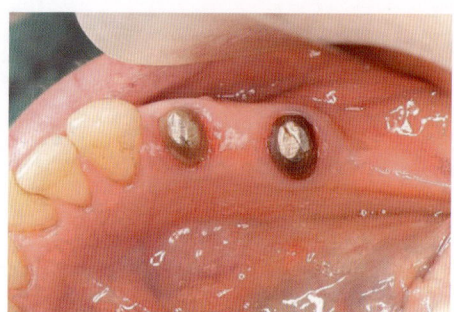
・2009年7月15日：1年8ヵ月後、移動終了。5̄の近心に歯槽骨が再生している

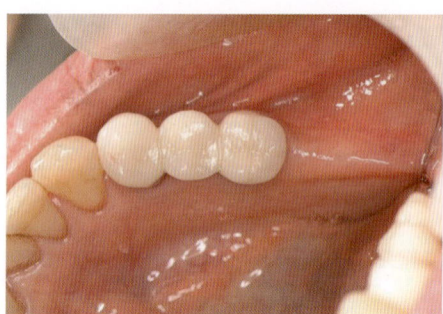
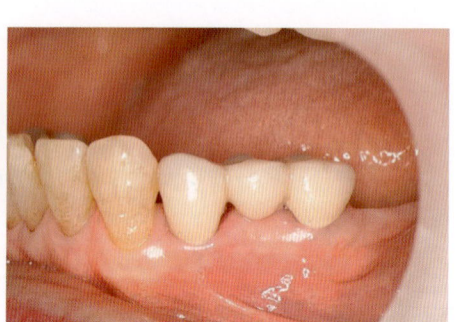
・2009年7月15日：ブリッジ合着

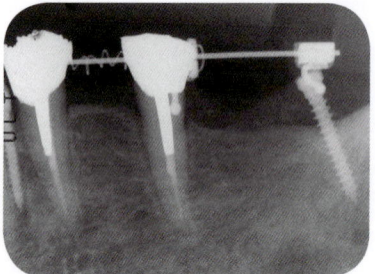
・2007年11月24日：遠心移動開始

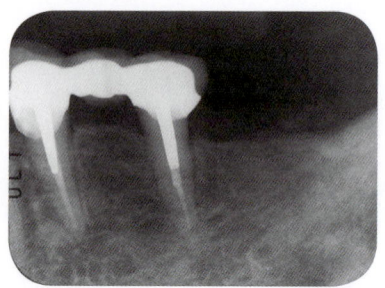
・2009年6月13日：途中よりオープンコイルスプリングに替える

・2009年7月15日：1年8ヵ月後、ブリッジ合着

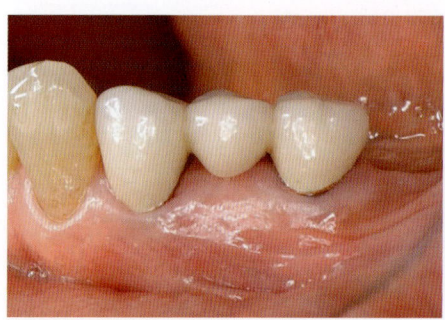
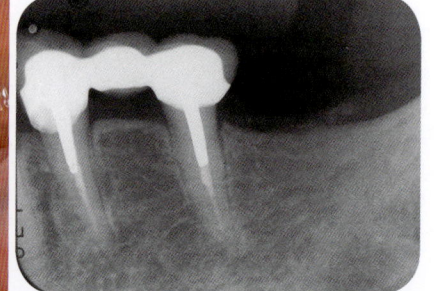
・2010年1月9日：ブリッジ合着より6ヵ月後。移動で得られた5̄の近心歯槽骨は吸収しない

月刊　林 治幸

+吸収しない歯槽骨を獲得するには？

小臼歯の遠心移動で得られる インプラントに最適な吸収しない歯槽骨

KEY WORD　歯根膜の機能を生かすGBR

■ 患者概要と主訴
患者：65歳、男性
主訴：6̄が歯周病で腫れた。

■ 処置
6̄はすでに根尖近くまで骨吸収を起こしている。抜歯後インプラントを植立したいところであるが、X線画像上に下顎管が見えてきている。抜歯後の骨吸収を考慮すると下顎管との距離が心配である。そこで5̄の遠心移動を行う。移動に伴って幅の広い、高さのある歯槽骨が再生されてくる。移動により吸収しない歯槽骨が獲得できるのである。5̄の近心に吸収しない歯槽骨ができれば簡単にインプラントを植立できる。

■ 考察
他のGBRなどのように一時的に作られた歯槽骨は元の吸収した状態へと移行していくが、生体が自ら再生させ維持している歯槽骨は吸収しないのである。移動終了後、患者とブリッジにするかインプラントにするか再確認すると、「歯を削らないほうがよい」ということでインプラント植立に至った。その後は良好に経過している。

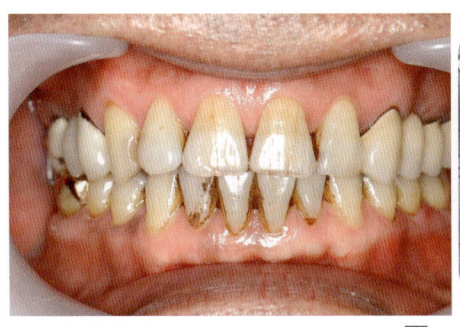
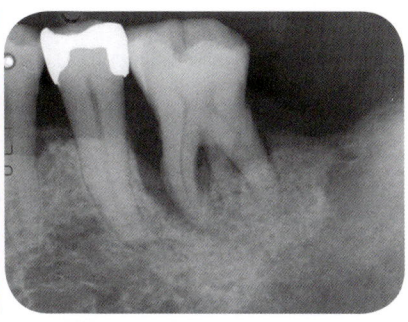

▪ 2006年1月25日：X線画像によると6̄はすでに根尖近くまで骨吸収を起こしているので抜歯した

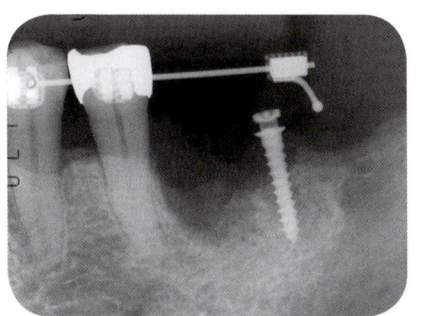

▪ 2006年2月23日：矯正用アンカースクリューを用いて5̄の遠心移動を行う

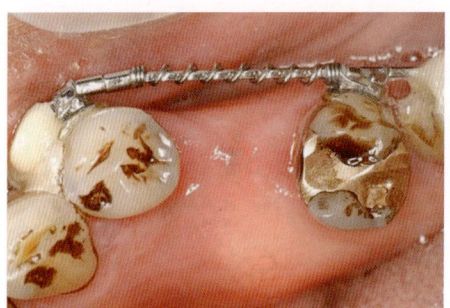
▪ 2006年10月12日：|5の遠心移動により近心側に幅の広い歯槽骨が再生される

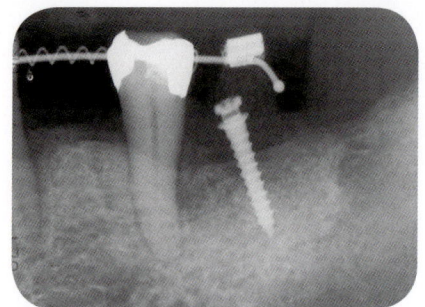
▪ 2006年10月12日：約10ヵ月経て、移動終了。インプラントを植立する

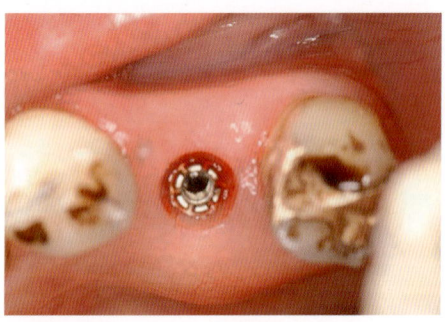
▪ 2007年1月18日：幅の広い吸収しない歯槽骨はインプラントに最適である

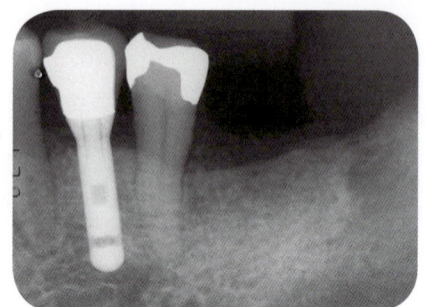
▪ 2007年1月18日：インプラント植立より約3ヵ月後。補綴終了時

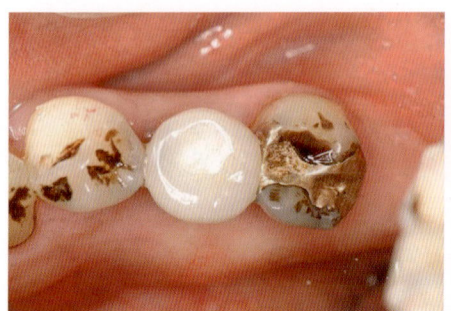
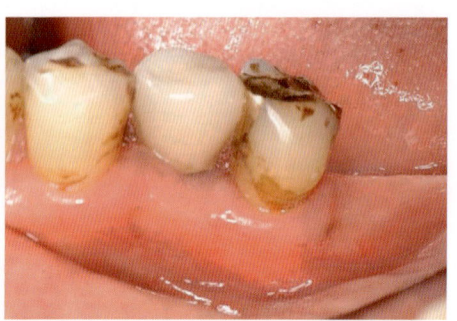
▪ 2007年2月8日

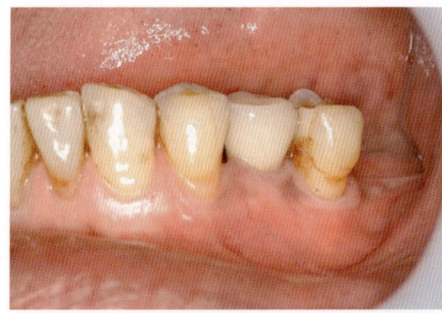
▪ 2013年7月10日：補綴処置終了より約5年6ヵ月後。歯槽骨は維持されている

+ 長期にわたる安定と、審美性を得るためには？

移動で得られた吸収しない歯槽骨を活かしたインプラント

KEY WORD　移動により得られる補綴、インプラントのよりよい環境

■ 患者概要と主訴
患者：53歳、女性
主訴：|2欠損

■ 処置
　本症例は、|2が欠損して|1は遠心に移動して、1|1が離開している。このままでは審美的な処置はできない。そこで前処置としてMTMにより|2のスペースを広げることにより1|1の離開も改善させることにした。
　6ヵ月の移動により|2の部位にスペースができ、正中離開も改善された。この部位の補綴は両隣在歯を削りブリッジにするよりは、インプラントを選択したほうが健全歯を守ることができる。そこでインプラントを選択した。
　この部位の歯槽骨は前述の症例同様に吸収しない歯槽骨である。そのため、唇側のガムラインに合わせて唇側寄りに植立を行った。

■ 考察
　もしこの部位が抜歯による欠損であれば、歯槽骨は吸収をするのでまったく別の対応をとらなければならない。
　初診より1年後、MTM、インプラント、補綴が終了した。初診より5年後も移動により得られた歯槽骨は維持されている。

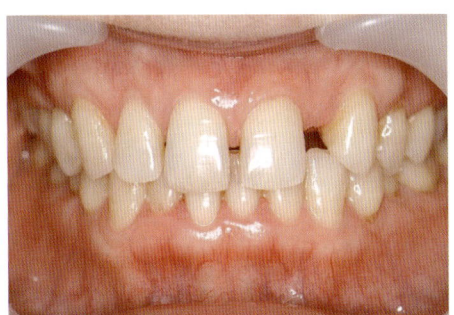

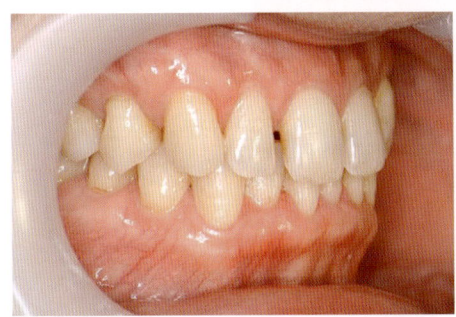 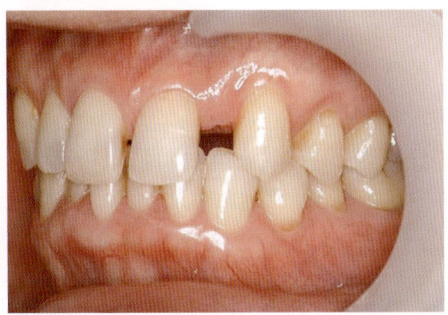

▪ 2008年8月28日：|2が欠損して|1は遠心に移動し、1|1が離開している。審美的に処置するためにMTMを開始する

+ 長期にわたる安定と、審美性を得るためには？

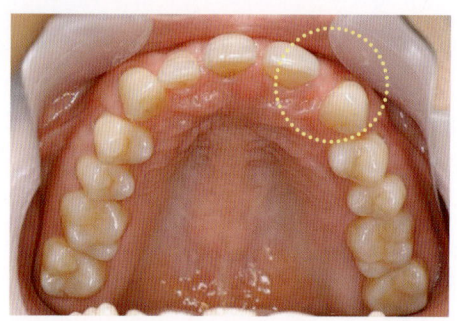

▪ 2008年8月28日：|2のスペースを広げることにより|1の離開も改善させる

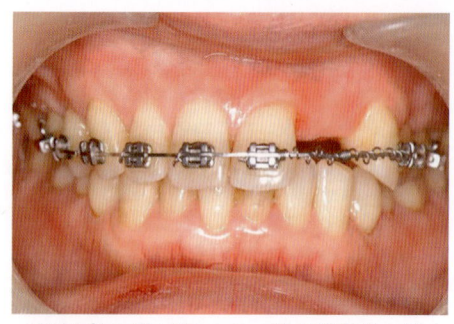

▪ 2009年2月19日：6ヵ月の移動後、正中離開は改善され|2にスペースができた。そこでインプラントを植立することにする

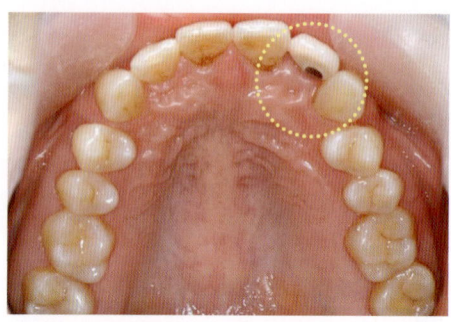

▪ 2009年6月25日：移動で得られた歯槽骨は吸収しないので、唇側にインプラントを植立し、補綴した

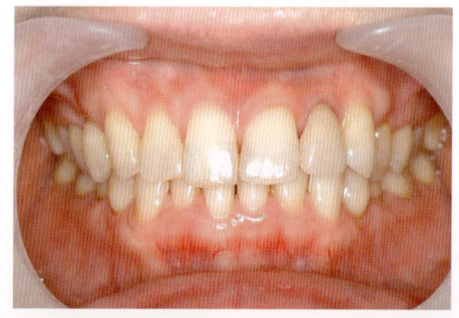

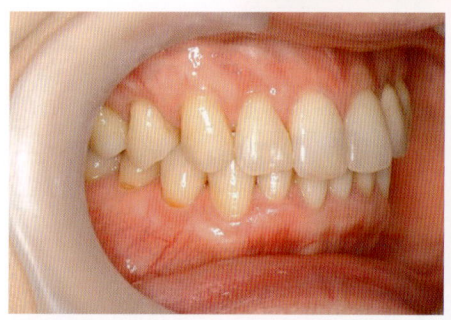
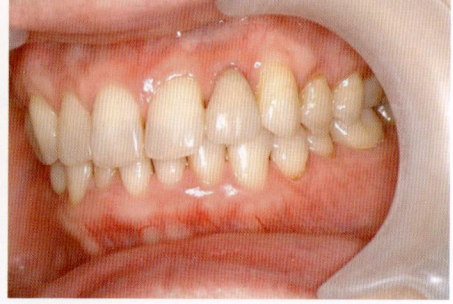

▪ 2009年6月25日：MTM、インプラント、補綴終了時

月刊　林 治幸

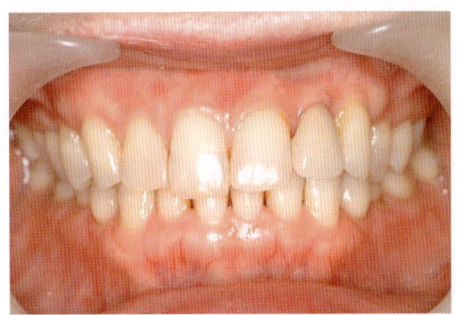

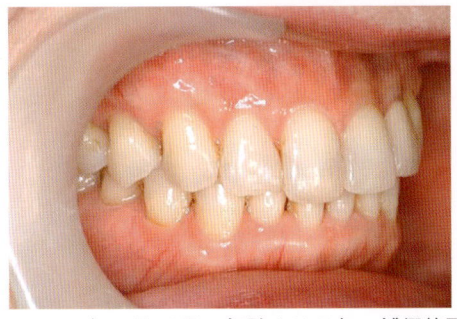 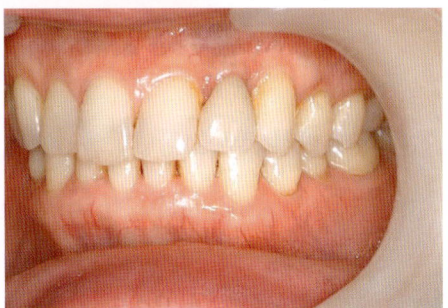

▪ 2013年7月18日：初診より5年、補綴終了時より4年後。良好に経過している

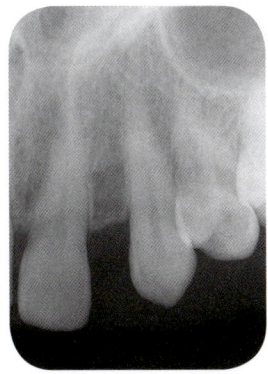 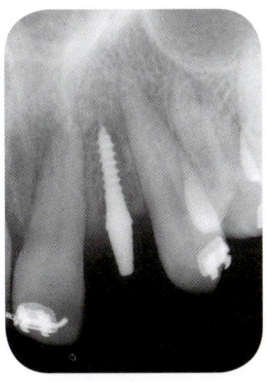 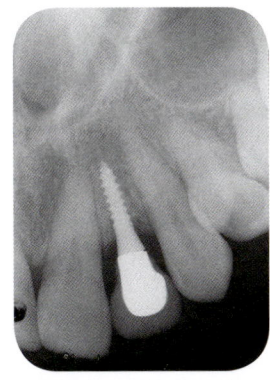 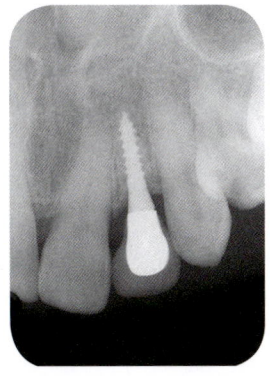

▪ 2008年9月4日：MTM前

▪ 2009年3月17日：6ヵ月間のMTM後、インプラント植立

▪ 2009年6月25日：インプラント植立より3ヵ月後、補綴終了時

▪ 2013年7月18日：初診より5年、補綴終了時より4年後。良好に経過している

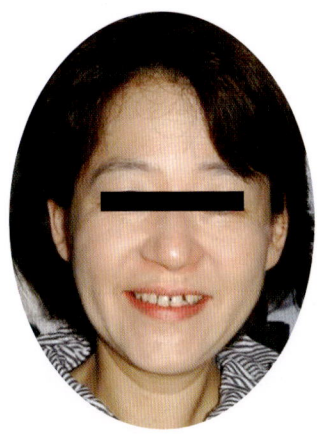 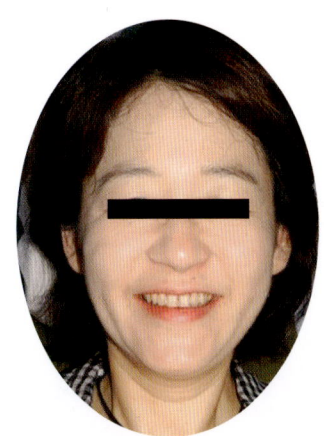

▪ 術前の顔貌観

▪ 術後。審美性が改善されている

＋矯正治療終了後、事故により歯根破折を発症

矯正治療と前歯部のインプラント

KEY WORD　残根と呼ぶか歯槽骨維持装置と呼ぶか

■ 患者概要と主訴
患者：24歳、男性
主訴：矯正治療希望

■ 処置

　下顎前歯部に叢生、5̲が舌側転位している。下顎の叢生の原因は、智歯により近心に押し出されることで臼歯部が近心傾斜していることである。そこで8̲、8̲|8̲を抜歯し、矯正治療を始める。レベリング後、MEAW（Multi loop Edgewise Archwire Technique）により臼歯部すべての歯を同時にアップライトさせ咬合させた。1年2ヵ月後、矯正治療は無事終了したが、ここでトラブルが起きた。患者は自転車で転倒して2 1を歯根破折してしまったのである。

　CTを見てみると、1の破折部位は歯槽骨の深い位置で抜歯せざるを得ない。2は歯槽骨と同じ高さで水平に破折している。1を抜歯すれば1の歯槽骨が吸収するであろう。2も同時に抜歯すればさらに歯槽骨は吸収するであろう。前歯部の審美性を確保するのが非常に難しくなる。どのように確保したらよいのであろうか？　1は抜歯、2はエクストルージョンすることで使用する。

　歯根表面の歯根膜は歯槽骨を作り維持しているので、2を残すことで「歯槽骨・歯肉維持装置」として使うことにした。2は歯根が短くなるので強度を増すため、1の部位にインプラントを植立し、連結クラウンにすることで補うこととした。

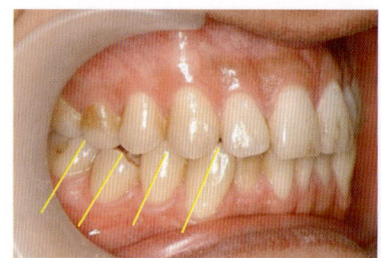
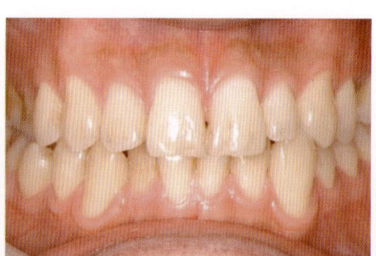
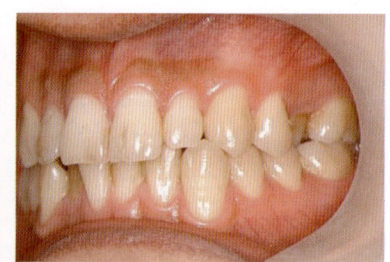
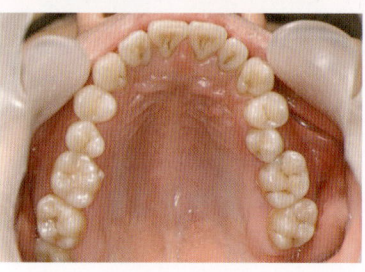
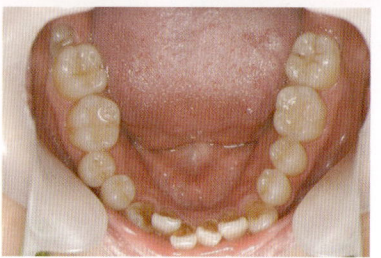

▪ 2011年5月6日：下顎前歯部に叢生、5̲が舌側転位している

■ 考察

補綴終了時と5ヵ月経過時の状態を比較すると、1|の根尖部分の歯槽骨はやや吸収しているものの、2|を残したので歯肉の退縮を抑えられているようである。もし、2 1|を抜歯したならば、この部位は大幅に吸収し、インプラントであれ、ブリッジであれ審美性の維持は難しくなっていたに違いない。

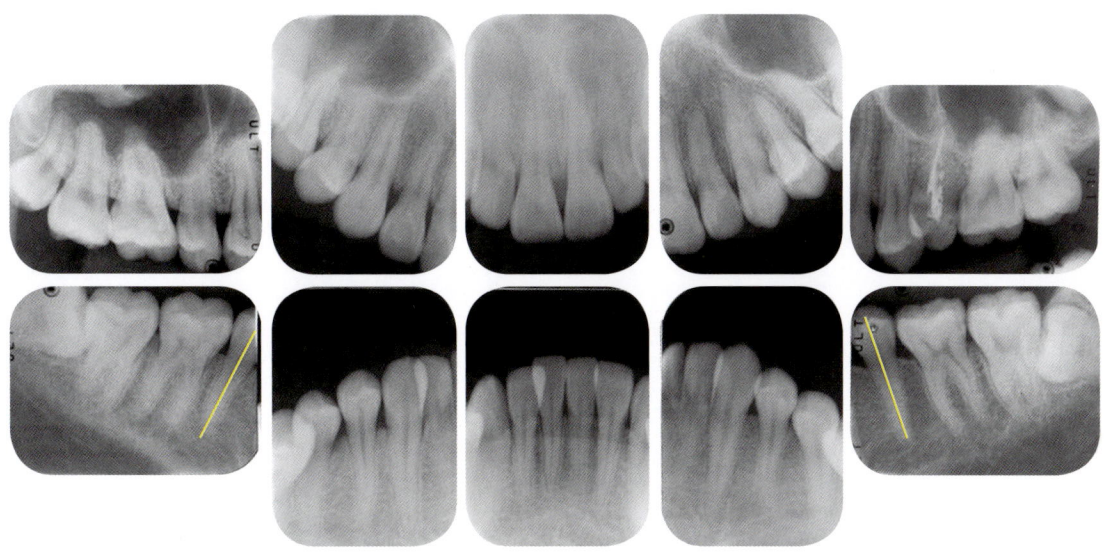

▪ 2011年5月6日：智歯により近心に押し出されることで臼歯部が近心傾斜している

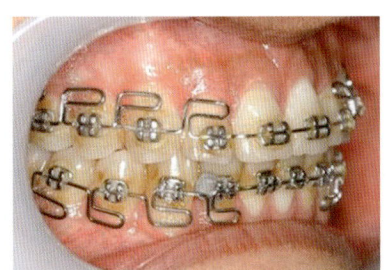 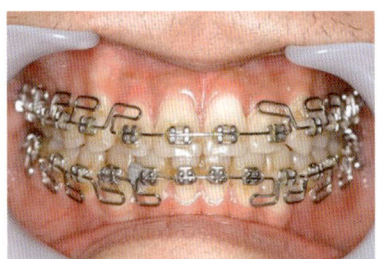 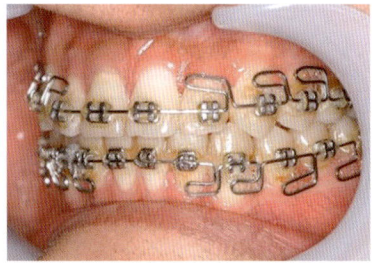

▪ 2012年8月1日：レベリング後、臼歯部のアップライトと緊密な咬合関係を得るためにMEAWで仕上げを行う

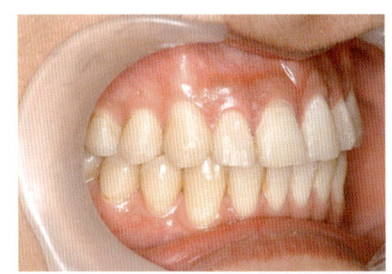 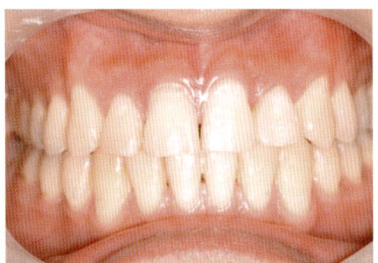 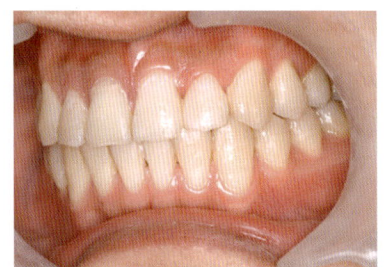

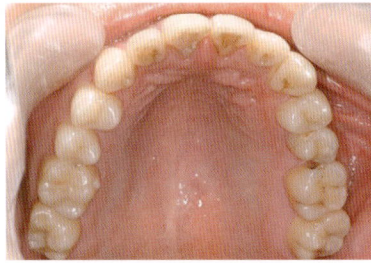 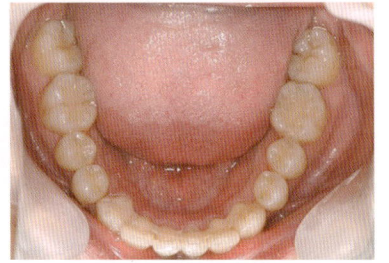

▪ 2012年8月2日：1年2ヵ月後、矯正治療終了時。近心傾斜していた臼歯部はアップライトがなされている

+矯正治療終了後、事故により歯根破折を発症

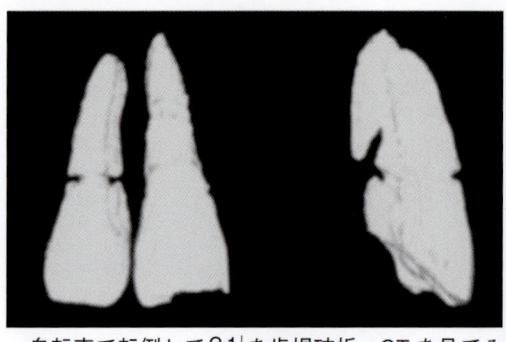
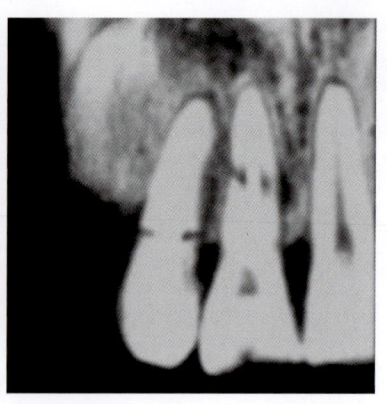

- 自転車で転倒して2|1を歯根破折。CTを見てみると、1|の破折部位は歯槽骨の深い位置で抜歯せざるを得ない。2|は歯槽骨と同じ高さで水平に破折している

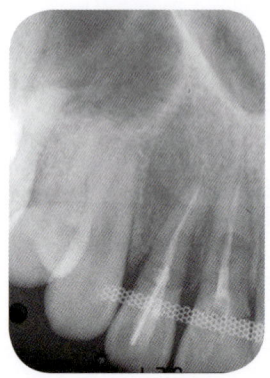
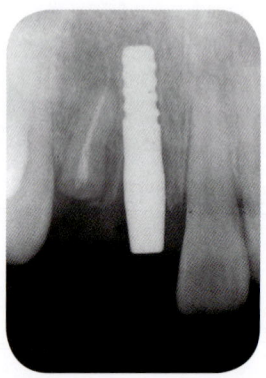
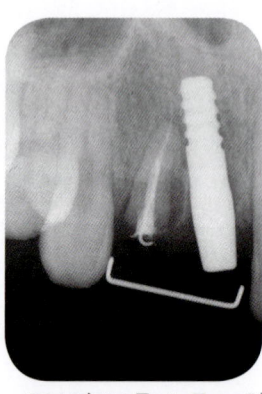
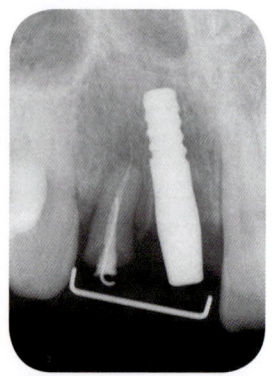

- 2012年10月6日：2|1は歯根破折している
- 2012年10月24日：1|を抜歯、即時インプラント植立を行う
- 2012年11月1日：2|のエクストルージョン開始
- 2012年11月28日：約1ヵ月後、エクストルージョンがなされた

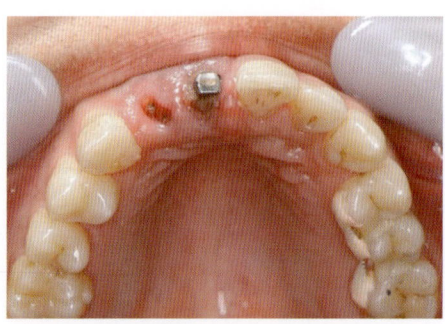
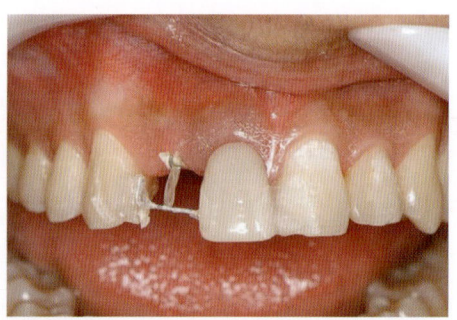

- 2012年10月26日：1|へのインプラントの植立は将来頬側歯槽骨が吸収するので舌側寄りに植立した
- 2012年11月1日：2|のエクストルージョン開始時

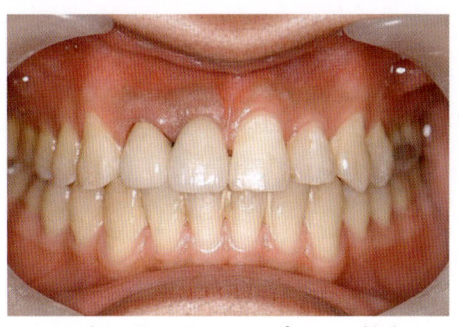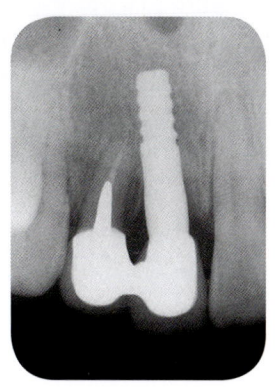

▪ 2013年2月9日：インプラント植立より4ヵ月、エクストルージョン終了より3ヵ月後。2|1連結のクラウンを合着

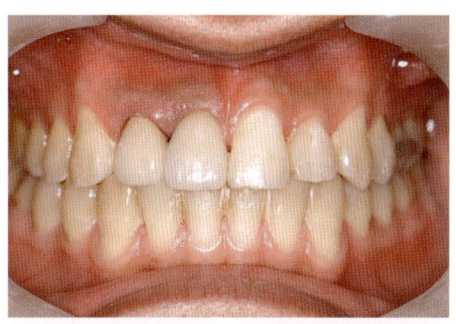

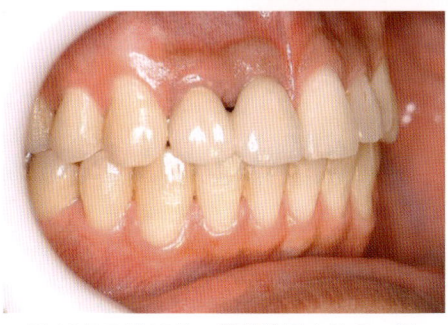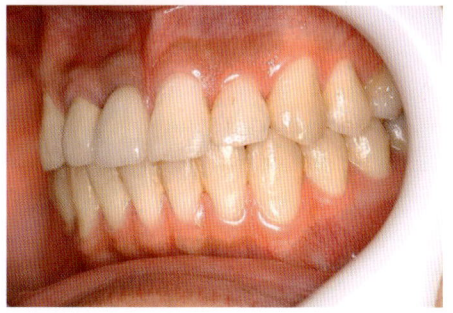

▪ 2013年7月13日：補綴終了より5ヵ月、インプラント植立より9ヵ月。1|の根尖側の歯槽骨は吸収してきているが、2|と|1の歯根膜により、歯肉の退縮と歯槽骨の吸収はある程度防がれている

Column　MTMの有効性

筆者の臨床では、矯正治療を機能的、あるいは審美的改善を目的とした歯列不正を治すためだけではなく、次の治療につながる一手としていろんな場面で用いている。本書を通して、矯正治療の有効性がおわかりいただけるのではないかと思う。MTMはあらゆる場面で難しい局面を打開してくれる。ならばぜひ取り入れたいと思う先生もおられるのではないだろうか。MTMの臨床については、あらためて1冊の本にまとめてみたい。

+矯正治療後のオープンバイトと根尖病巣を発症

2態咬合を伴ったクラスⅡオープンバイトと7|の根尖病巣

KEY WORD　再植を容易にするMTM

■ 患者概要と主訴
患者：36歳、女性
主訴：他院で矯正治療を受けたが、治療後オープンバイトになってしまい、改善を希望。

■ 処置
7|にはフィステルがある。
　口腔内写真からはクラスⅠのオープンバイトになっているが、後方でも噛むことができる。そこで後方で噛ませてセファロを撮影してみるとクラスⅡであることがわかる。つまり下顎を前方と後方の2ヵ所で噛んでいるのである。診断名は「2態咬合を伴ったクラスⅡオープンバイト」である。
　矯正治療は、7|7は補綴処置がなされているので抜歯し、8|8をアンカレッジとして上顎歯列を遠心移動、クラスⅠ関係が得られたところでMEAWにて仕上げを行った（動的期間2年）。
　7|の根尖病巣は他医院で何度か治療を試みたが改善せず、遠心はメタルコアが太く外せなかった、とのことである。メタルコアを外すのも危険であり、外せたとしても根管治療だけで解決するとは思えない。そこで再植後逆根充をすることにした。始めにエクストルージョンを行い、抜歯しやすくするのと、歯根膜が死なない状態（抗アポトーシス）にする。（この有効性は村松 敬教授（東京歯科大学）により証明されている。）

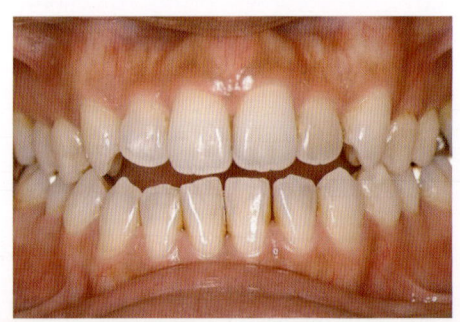

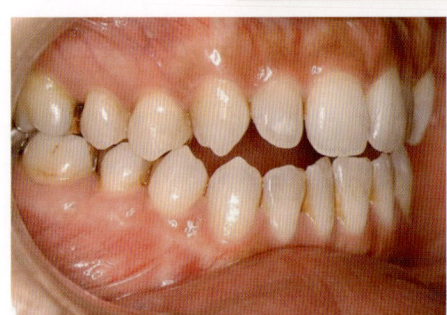 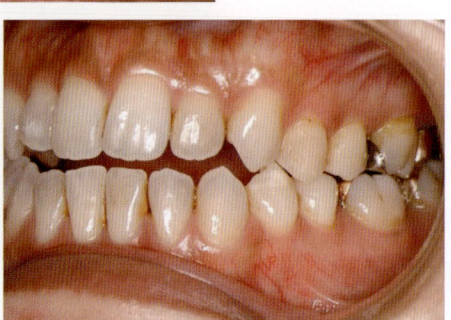

■ 2010年6月10日：以前、矯正治療を受けていたが、現在はオープンバイトになっている

■ 考察

この症例で矯正治療後、「２態咬合を伴ったクラスⅡオープンバイト」になった原因は、２級ゴムではないかと筆者は推測している。患者にゴムの使用を尋ねたところ、顎間ゴムは使ったが何級かは覚えていないということだった。最初の矯正治療後にこのような状態になったのは残念である。可能な限り再治療は避けたい。

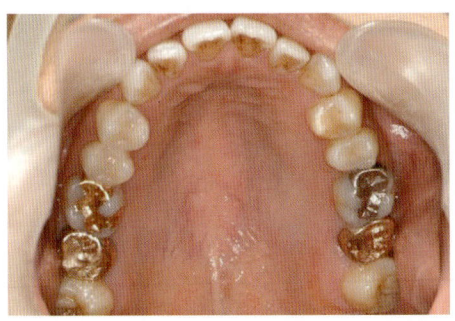 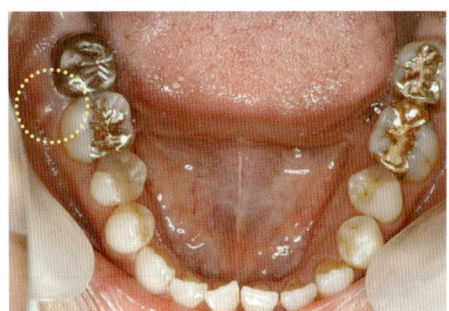

▪ 2010年6月10日：7|の頬側にフィステルがみられる

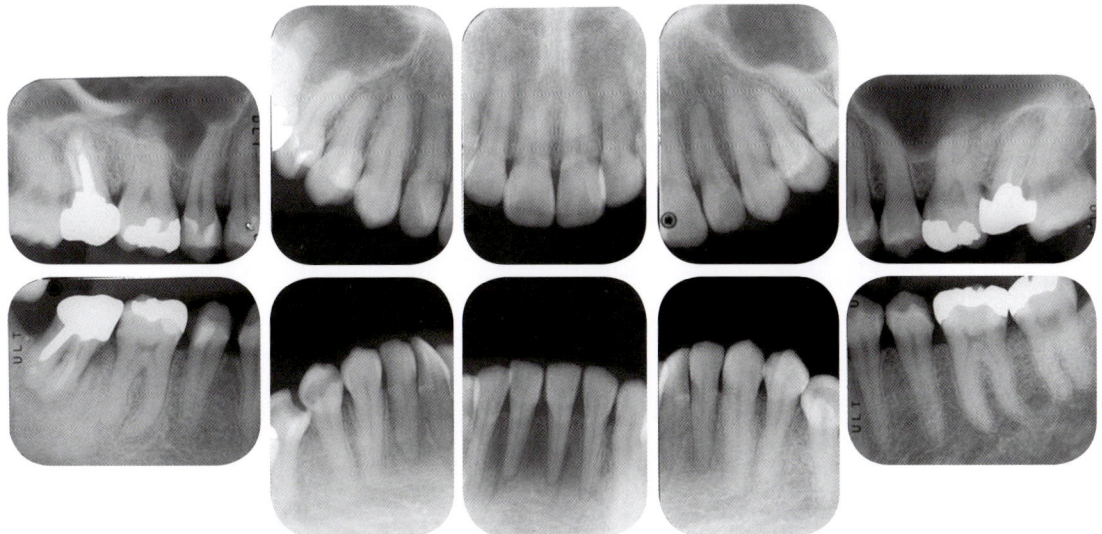

▪ 2010年6月10日：7|7を抜歯、8|8をアンカレッジとして上顎歯列の遠心移動を行う

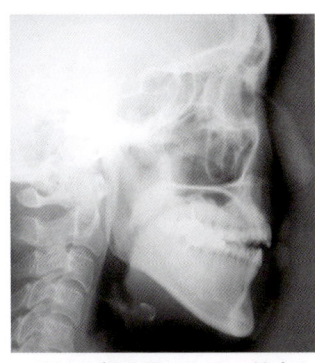 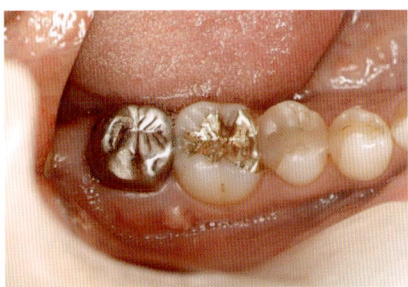 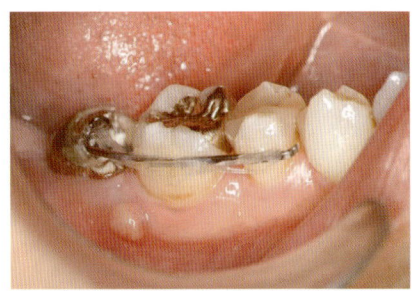

▪ 2010年6月10日：前方と後方2ヵ所で噛むことができる。後方で噛ませるとクラスⅡである

▪ 2010年6月10日：7|の頬側にフィステルがみられる

▪ 2010年6月10日：エクストルージョンを行う

╋矯正治療後のオープンバイトと根尖病巣を発症

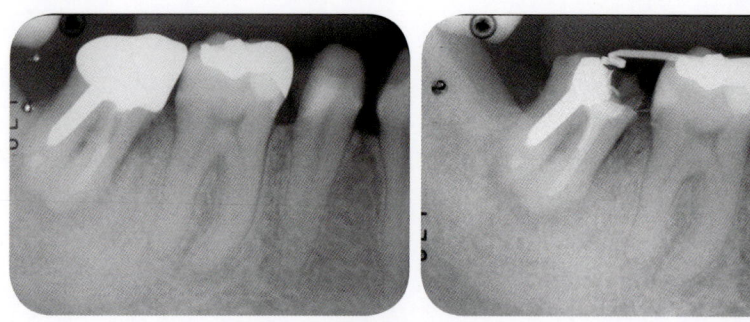

- 2010年6月10日：初診時。7̲に根尖病巣がある。右はエクストルージョンを開始

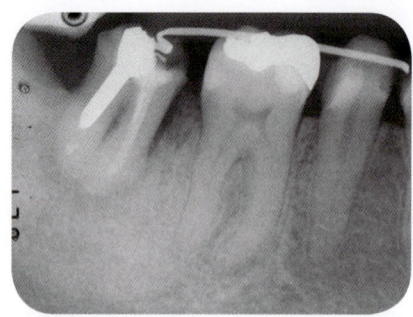

- 2010年7月8日：エクストルージョンがなされた

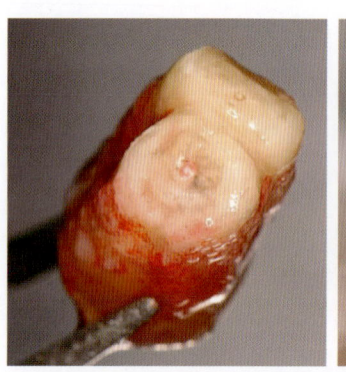 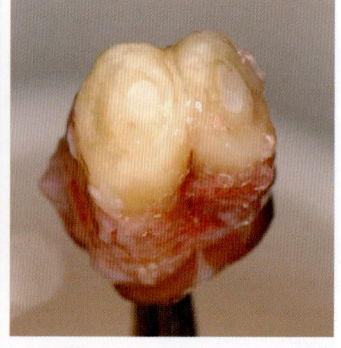

- 2010年7月8日：抜歯後根尖を切断し、アイオノマーで逆根充を行い、再植をする

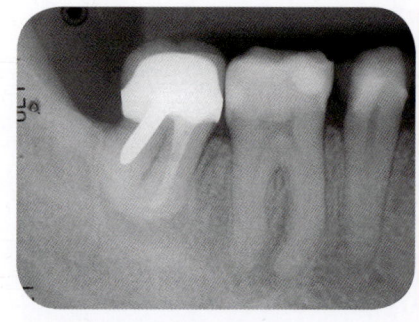 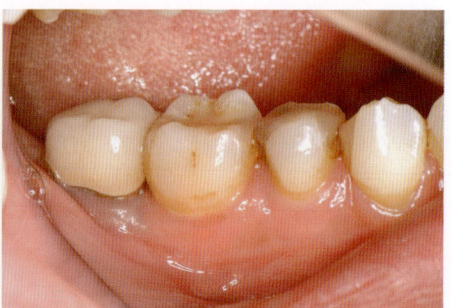

- 2013年3月28日：再植より3年2ヵ月。フィステルは消え、根尖部にわずかに透過像はあるが良好に経過している

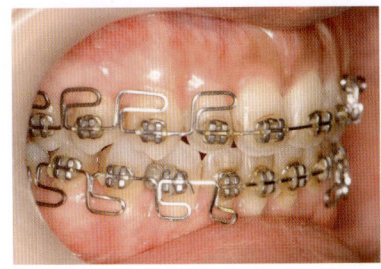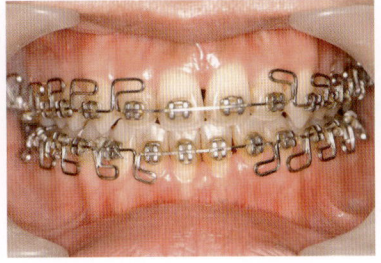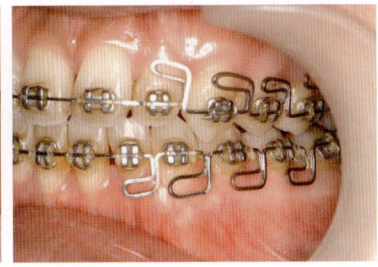

- 2011年12月15日：クラスⅠ関係を獲得後、MEAWにて仕上げを行う

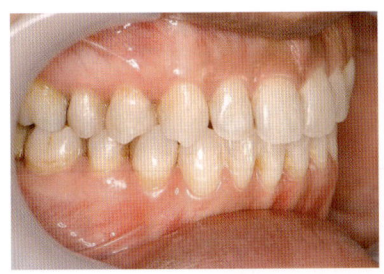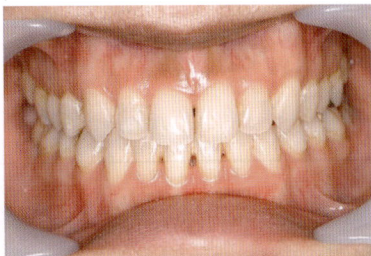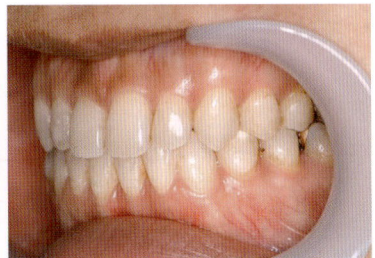

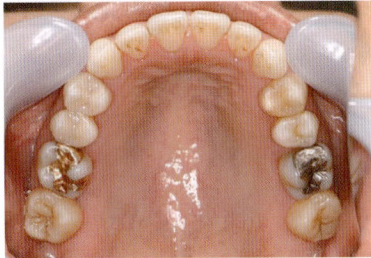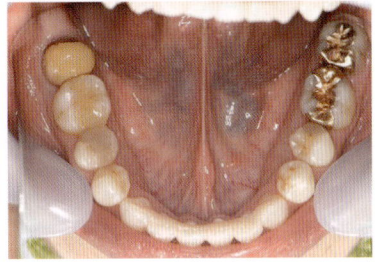

- 2012年12月13日：矯正治療後

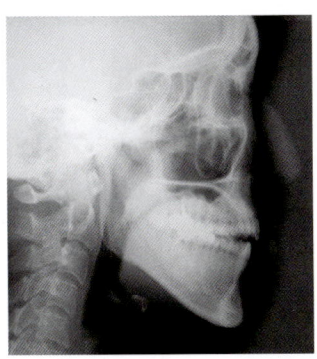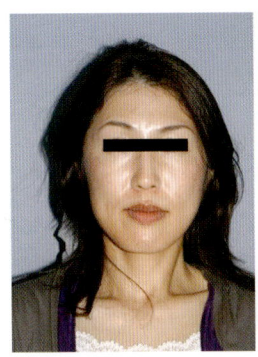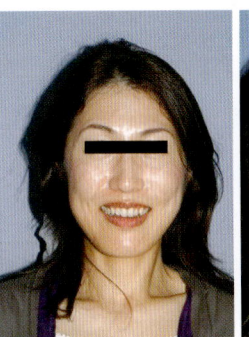

- 術前のセファロ
- 術前の顔貌

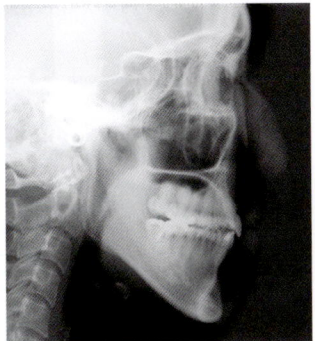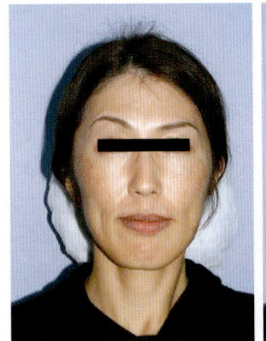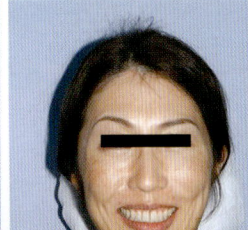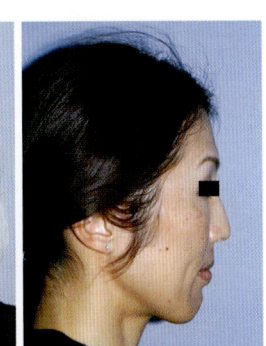

- 術後のセファロ。オープンバイトが改善された
- 術後の顔貌

+崩壊した口腔をどこから手をつけ、まとめていくか

包括的歯科治療

KEY WORD　さまざまな手技が1つにまとまる包括治療

■ 患者概要と主訴
　患者：65歳、女性
　主訴：物が噛めなくなった。
　この患者のお嬢さんが当医院の患者で、早く当医院へ行くように何度も言われていたそうである。唯一噛める右下の歯がグラグラになり、噛めるところがなくなったので、観念して来院した、とのことである。

■ 処置
　以下の治療を行ったが、期間は2年を要した。
- 2⏋、⎿7、⎿4、⎿5、⎿6抜歯（⎿3はエンド・ペリオ合併症）
- 2⏋のエクストルージョン後、⎿5に移植
- 右下遠心に矯正用スクリューを植立、右下小臼歯のクロスバイトの改善と前歯部叢生の改善。
- ⎿6にインプラント植立、 5～1⏋⎿123④⑤67の歯周補綴合着
- 上顎前歯部のフレア改善後、5432①⏋⎿①234のブリッジ合着

■ 考察
　この治療は複雑である。一つひとつのパートを確実に治していくのと、全体をどう1つにまとめていくかという、包括的な視線をもつことが求められる。だから答えが1つではない。複雑だからおもしろいともいえる。

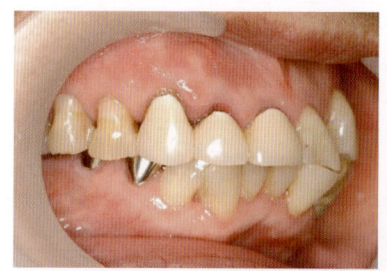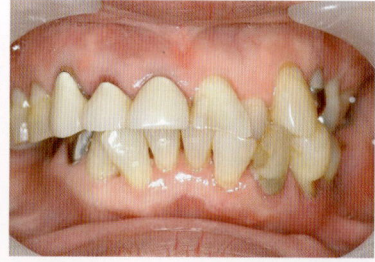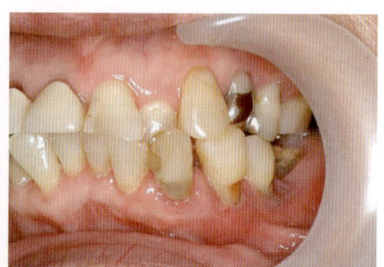
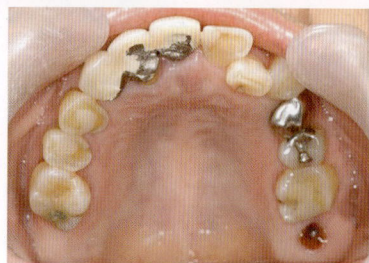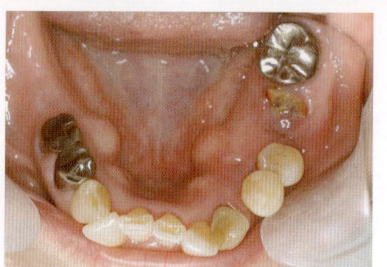

- 2010年9月21日：初診時の状態。右側はクロスバイトになっている

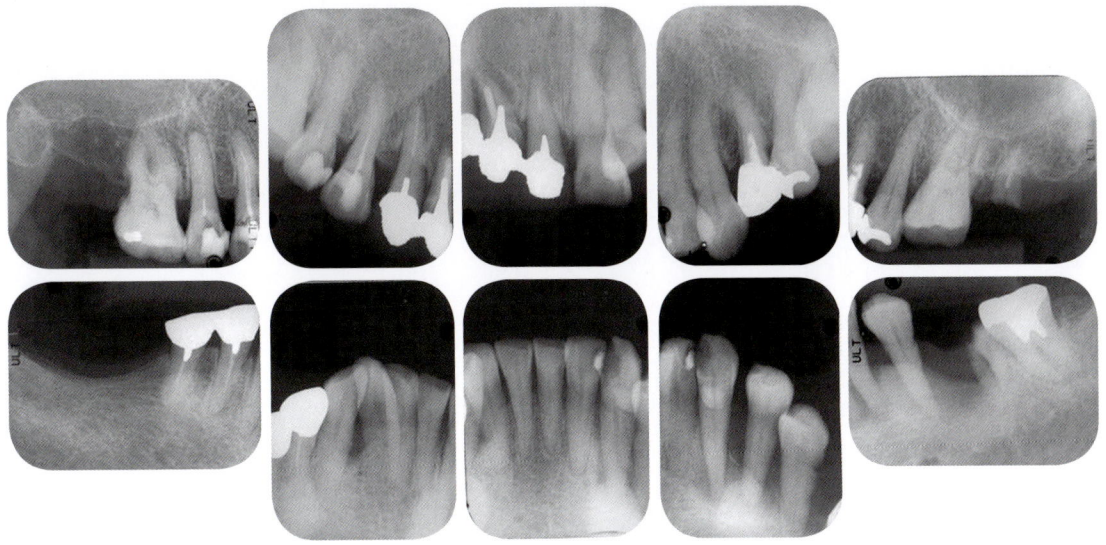

- 2010年9月21日：2̲は穿孔、7̲、6̲は残根、4̲5̲は根尖まで骨吸収している

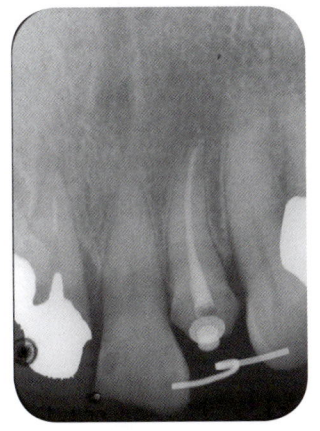

- 2010年10月21日：舌側転位している2̲をエクストルージョン開始

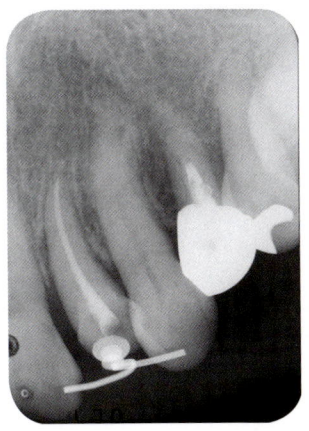

- 2010年11月17日：1ヵ月後、2̲のエクストルージョンがなされた。これを抜歯して5̲に移植

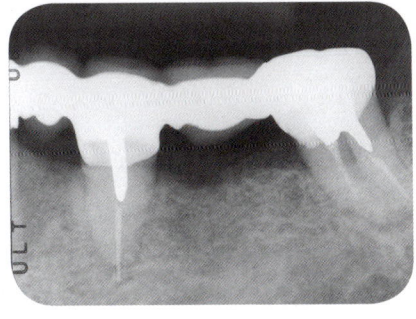

- 2011年11月22日：移植後1年経過

Column 歯牙移植とインプラント

筆者はかつて『矯正移植』という歯牙移植についての本を出版した。インプラントの成功率がまだ低いころである。移植時に、歯根膜を傷つけないように抜歯したり、歯根に合ったちょうどよい緩さのソケットを形成するなど相当注意が必要であった。インプラントの成功率が上がり、始めてみると実に簡単に感じた。順番どおりにドリリングすれば必ず入る。適応症例さえ選べば誰でもできそうである。しかし、参入を容易にしたことが、後に大きな問題を引き起こすことになる。

+崩壊した口腔をどこから手をつけ、まとめていくか。

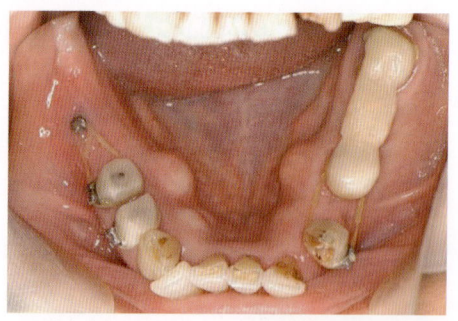

- 2011年2月3日：下顎右側には遠心に矯正用スクリューを植立し$\overline{54|}$をクロスバイトを改善させるために遠心頬側に移動。左下は$\overline{|3}$を遠心移動

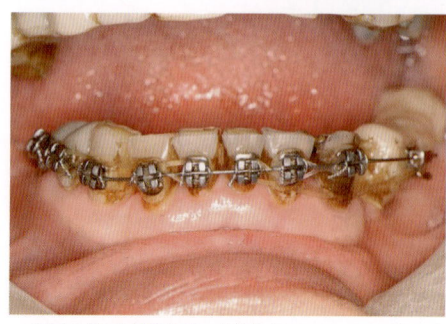 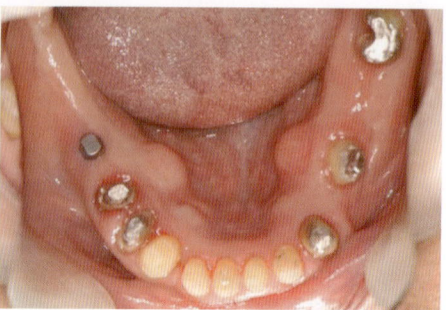

- 2011年5月26日：遠心にスペースができたところで前歯叢生の改善をする
- 2011年7月5日：叢生改善後、歯周補綴の支台歯形成と$\overline{|6}$にインプラント植立

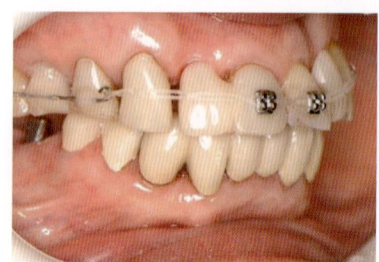 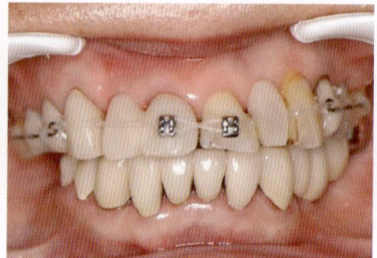 (third image)

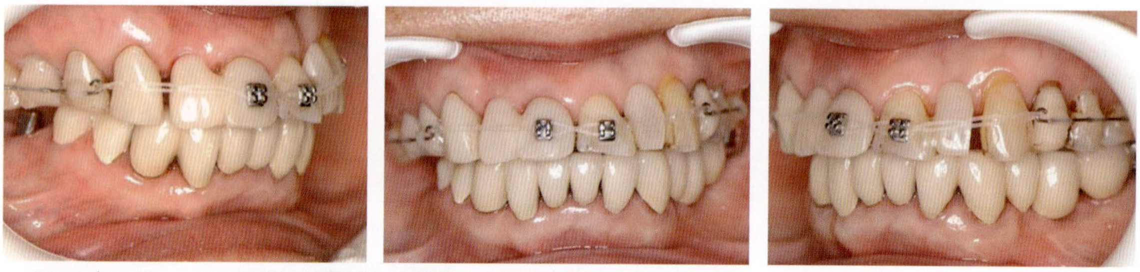

- 2011年7月14日：下顎に歯周補綴合着後、上顎前歯部のフレアを改善するためにMTMを行う

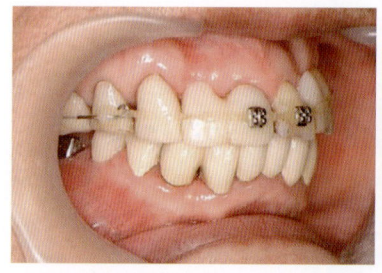 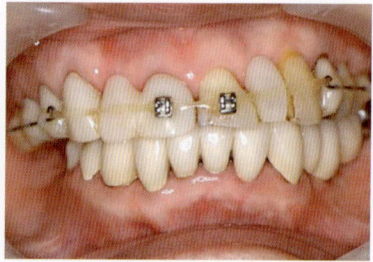 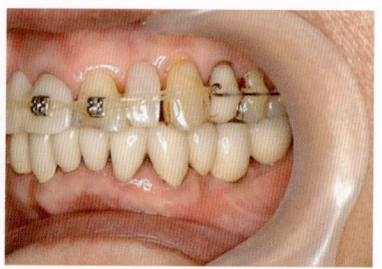

- 2011年7月27日：フレアが改善されたので歯周補綴へ

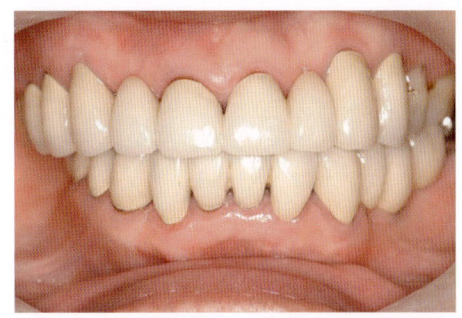

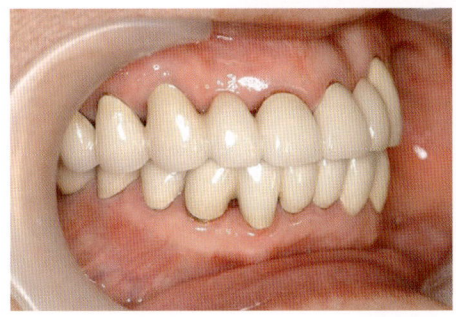
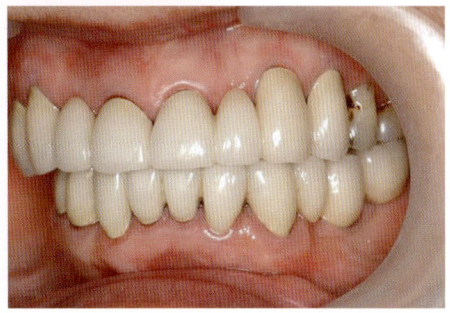

▪ 2011年11月30日：約1年後、治療終了時

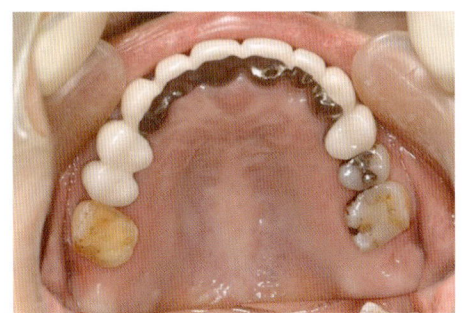
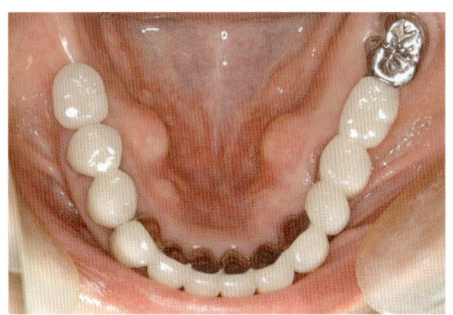

▪ 2011年12月7日

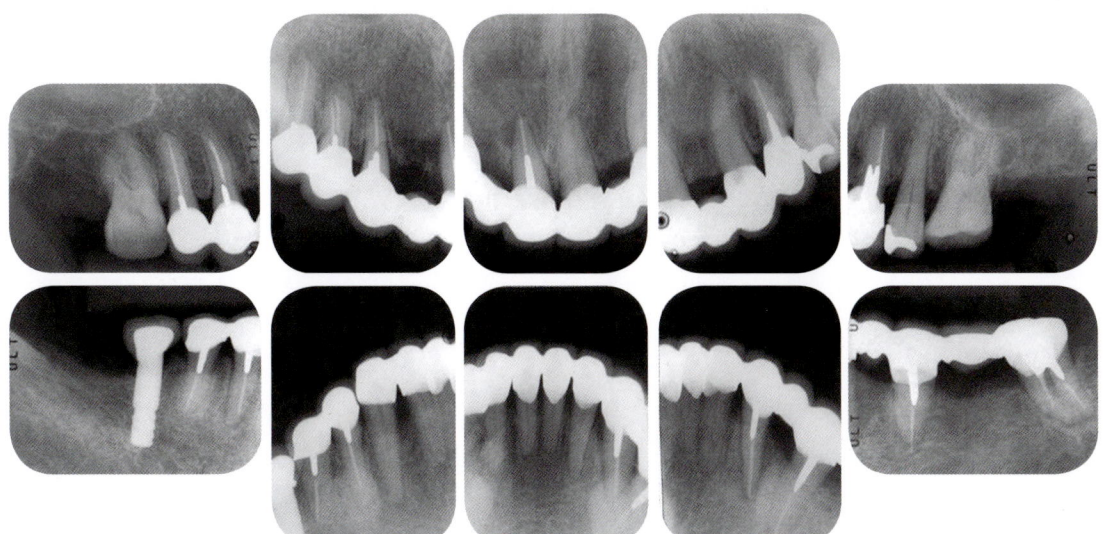

▪ 2011年11月30日：$\frac{543②1|1②34}{54321|1234⑤⑥⑦}$ のブリッジ、$\overline{6|}$ へのインプラントを行った

矯正が可能にする包括的歯科治療

+延長ブリッジ or インプラント？

延長ブリッジの問題点
インプラントの問題点

KEY WORD　歯の食感、インプラントの食感

■ 患者概要と主訴
患者：39歳、女性
主訴：歯周病を治したい。

■ 処置
患者は1987年6月に歯周病を治したいと来院し、26年間通い続けている。
治療は長期にわたるが、以下に概要を示す。

【治療概要】
- 1987年　6月：初診時、TBIおよび歯周基本治療開始
　　　　　9月：8⌋、4⌋抜歯
- 1988年　1月：5④321|123④5のテンポラリーブリッジ仮着
- 1989年　1月：7⌋分岐部病変の処置、L根を残し、M、D根を抜歯
　　　　　7月：|6抜歯
　　　　10月：7L⑥⑤④321|123456のブリッジ合着
- 1990年　2月：⑥⑤④321|123④5⑥のブリッジ合着
- 2007年　9月：歯周補綴より17年後　7⌋Lが根尖まで吸収してしまったので6⌋、5⌋、の間でブリッジを切断、7⌋Lを抜歯した
- 2008年　1月：2⌋のポーセレンが剥がれ、メタルフレームがここから曲がり、支台歯から外れていた。3⌋、2⌋のクラウンを除去
　　　　　3月：32⌋に連結クラウンを合着
　　　　　4月：54⌋にインプラント植立
　　　　　6月：54⌋に連結クラウン仮着
- 2013年　8月：現在に至る

■ 考察
　この症例の歯周補綴では7⌋L根がロングスパンのため過大な負荷がかかり、そのため抜歯に至ったのではないかと考えている。切断後は右上延長部にかかった負荷がメタルフレームを変形させるに至っている。筆者の他の歯周補綴の例をみても、延長ブリッジは10数年は問題なく経過するが、その後起きるトラブルはメタルフレームの金属疲労によるものがほとんどである。これが延長ブリッジの問題点である。
　失った右上にインプラントで対応したが、患者は「噛んだ気がしない、もっと期待していたが、自分の歯のときのようには美味しくない」と言っておられた。インプラントには歯根膜のような敏感なセンサーがない。噛むことはできても食感という点ではかなわないのである。これがインプラントの問題点である。
　この2つの問題点を何とか解決する方法はないのだろうか。

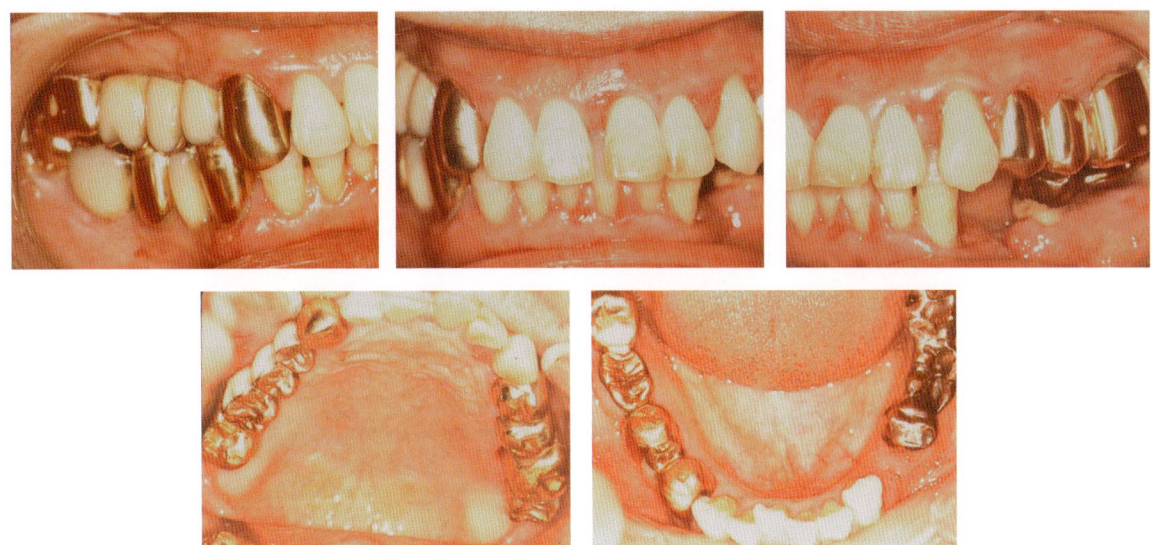

▪ 1987年6月2日：初診時

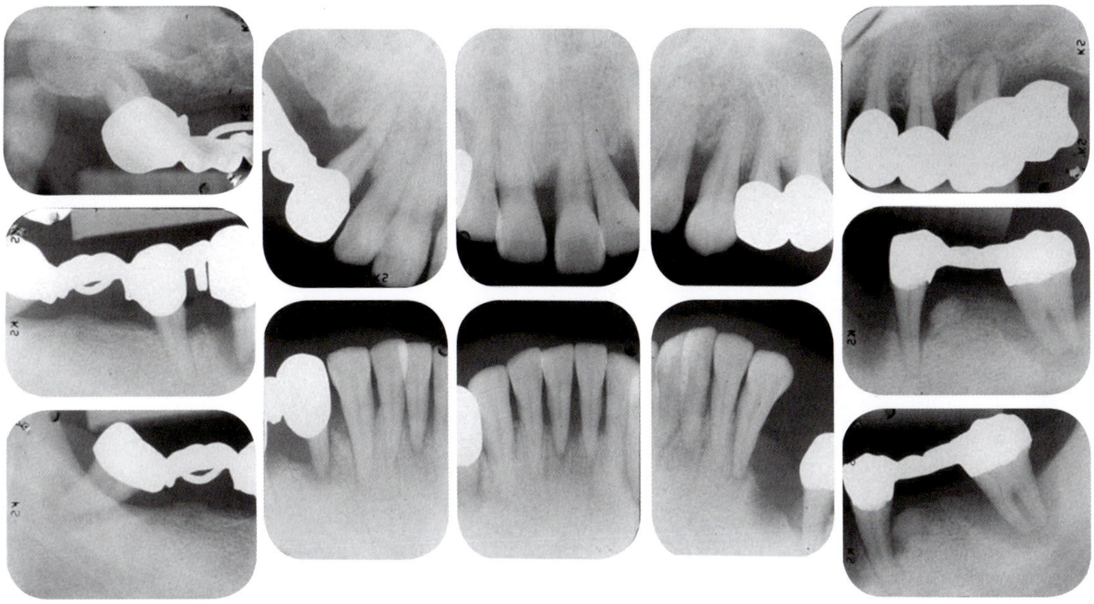

▪ 1987年6月2日：治療計画として7̲はL根を残し、M、D根を抜歯。|6、7̲、4̲、7̲を抜歯することにする

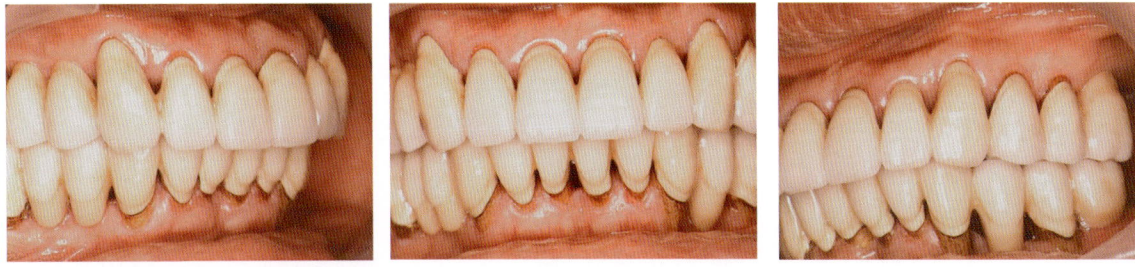

▪ 1990年3月22日：歯周補綴合着時

矯正が可能にする包括的歯科治療

╋延長ブリッジ or インプラント？

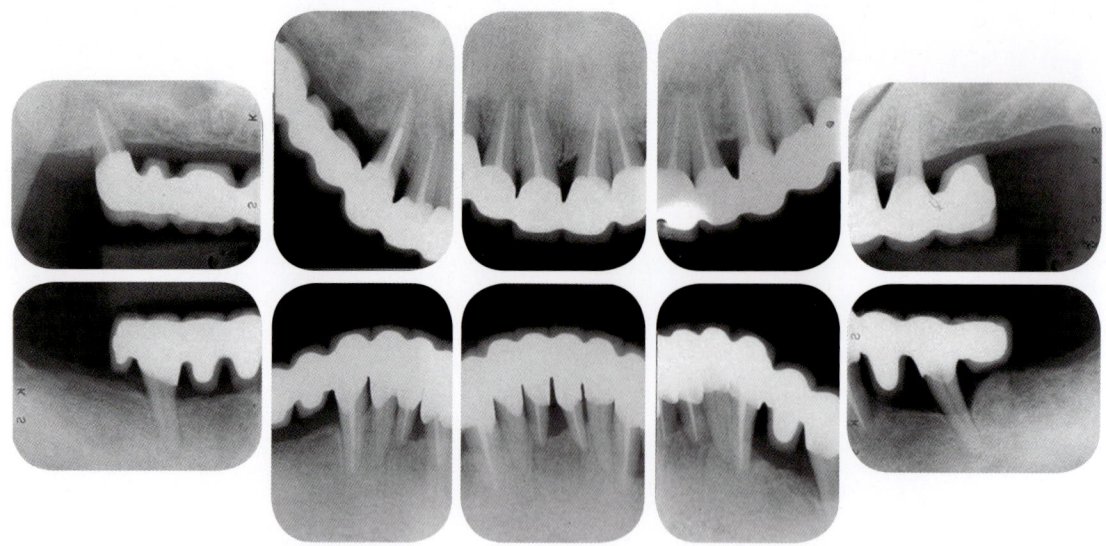

▪ 1990年7月24日：合着後のX線写真

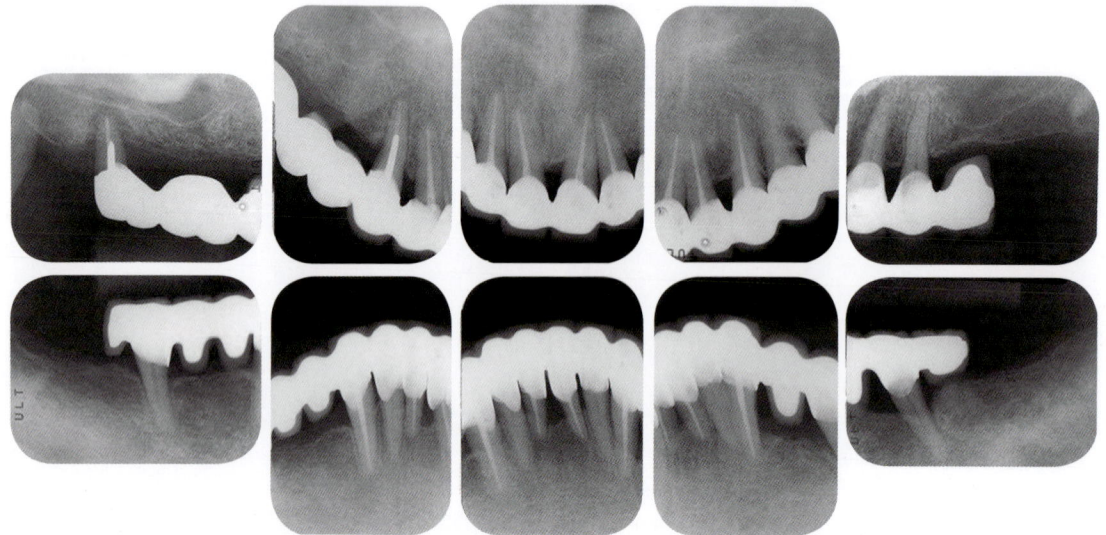

▪ 2007年9月15日：初診より20年経過。歯周補綴より17年後、7⌋L根が根尖まで骨吸収してしまい、6⌋、5⌋の間で切断し、延長ブリッジにした

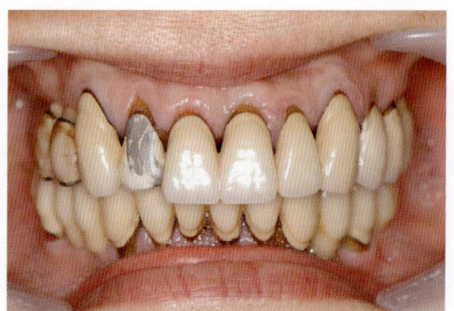

▪ 2008年1月5日：2⌋のメタルフレームは曲がり、ポーセレンが破折している。延長ブリッジでは、メタルフレームの強度に限界がある

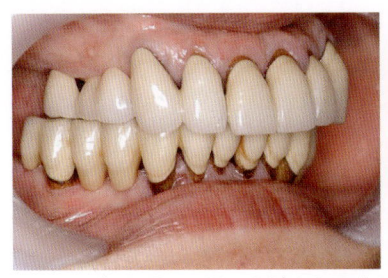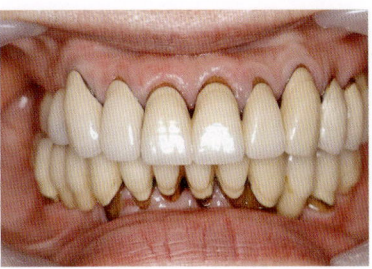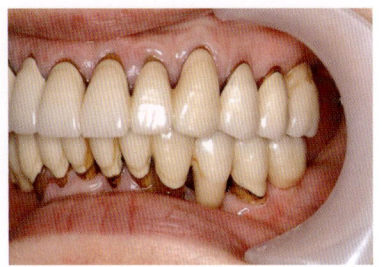

- 2008年7月11日：32|はクラウンを外し、連結クラウンを合着、54|にはインプラントを行った

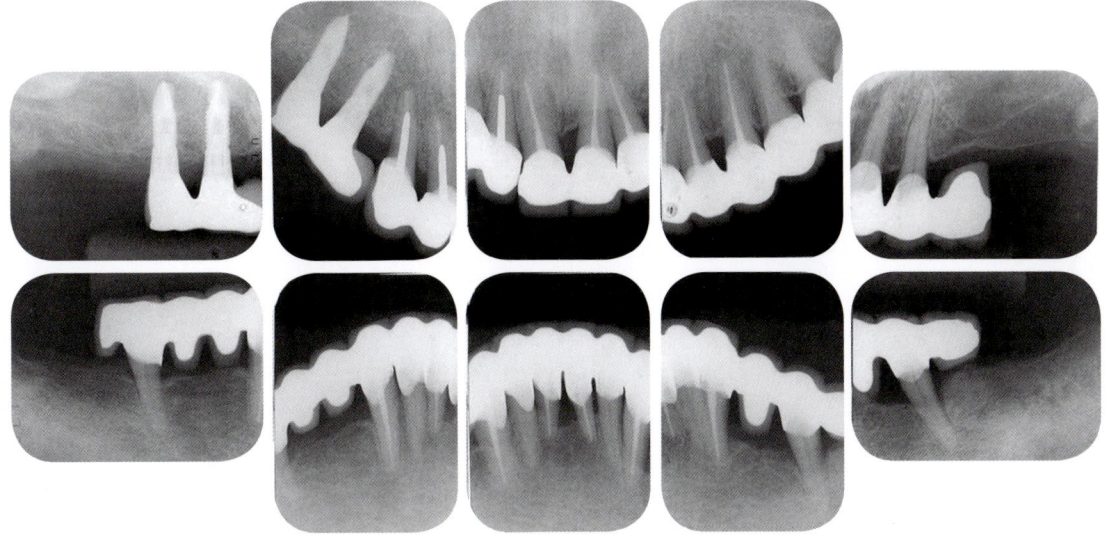

- 2008年7月11日：2008年7月、54|のインプラントと32|のクラウン合着が終了した

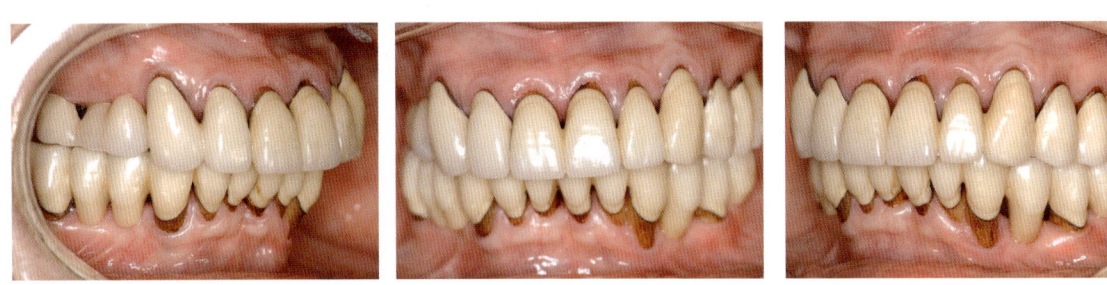

- 2013年8月28日：初診より26年、インプラント植立より5年後。良好に経過している

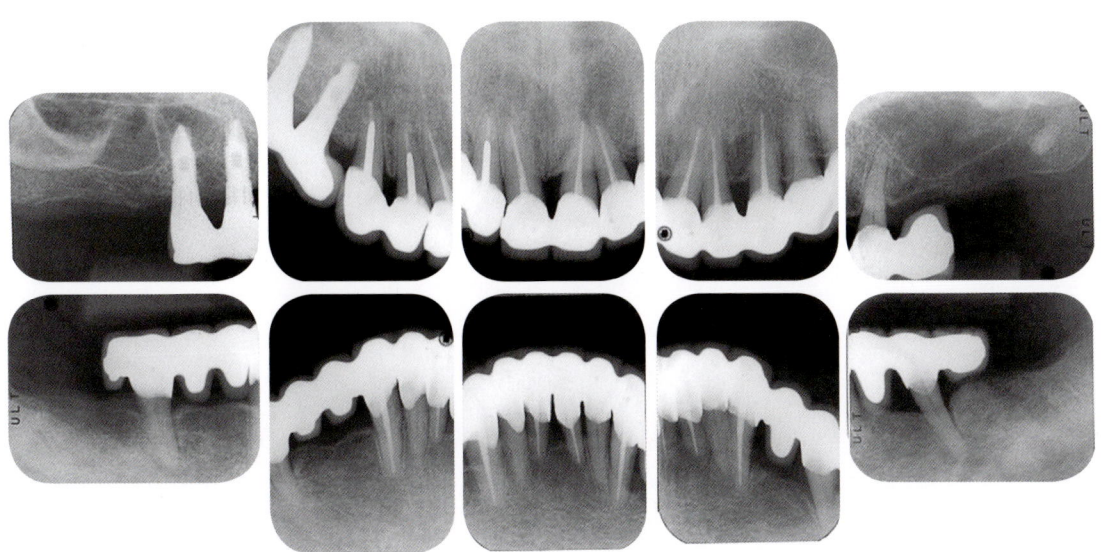

- 2013年8月28日：26年後のX線写真

+義歯を使わずに噛めるようにしたい

インプラントと歯周補綴
どう組み合わせるか

KEY WORD　噛めるから痩せられる現代食

■ 患者概要と主訴

患者：57歳、男性

主訴：義歯を使わずに噛めるようにしたい。

既往：他医院で義歯を作ろうと思ったが、嘔吐反射があり印象も採れなかった。右上顎洞炎があり耳鼻科から抜歯するように言われていた。

■ 処置

多数の欠損があるため、インプラントと歯周補綴を組み合わせ、以下に示す治療計画を立てた。

【治療概要】

- 2012年　5月：初診
  - 6月：4̲5̲6̲にラテラルサイナスリフトによりインプラント植立、3̲抜歯
  - 7月：5̲、2̲｜インプラント植立
    - ｜5̲　エクストルージョン
    - ｜6̲　インプラント植立
  - 9月：｜6̲　インプラント植立
  - 10月：8̲7̲｜インプラント植立
  - 12月：｜5̲　エクストルージョン
- 2013年　4月：上、下フルブリッジ合着
  - 8月：現在に至る

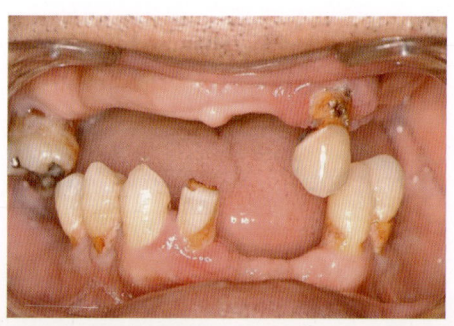
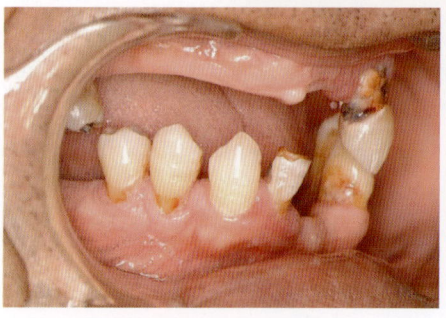
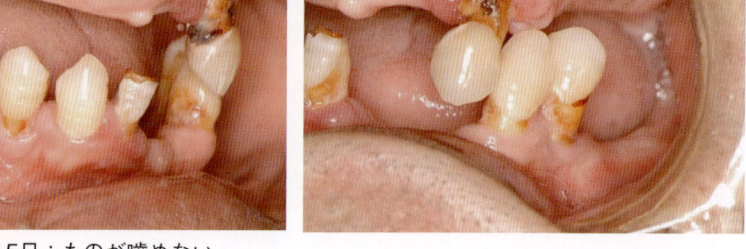

- 2012年5月15日：ものが噛めない

月刊　林 治幸

■ 考察

【下顎ブリッジの構造】

下顎のブリッジは、揺れる歯周補綴と不動であるインプラントは連結できない。そこで6⏌、⎿6の延長ポンティックはセメント合着なしにインプラントの上に乗せているという構造である。こうすることで歯周補綴の延長部の強度を補うことができる。またインプラントだけで咬合させたときの食感のなさを、歯周補綴が防いでくれている。延長ポンティックを有する歯周補綴の弱点とインプラントの弱点を双方で補っているのである。

【補綴処置後の患者の変化】

噛めるようになった患者は体型が大きく変わった。ウエストが105 cmだったのが85 cmまで減少した。今まで飲み込むように食べていたのが、噛めるようになり美味しく食事が摂れ、多くを食べなくとも満腹に感じる、ということである。もっとも変わったのが血液検査の結果である。ほとんどの値が基準値を超えていたものが正常範囲になった。ことにコレステロール値は450mg/dlから150mg/dlに減少した。内科医にどうしてよくなったかを聞かれて、「噛めるようになったから……」と答えたそうである。

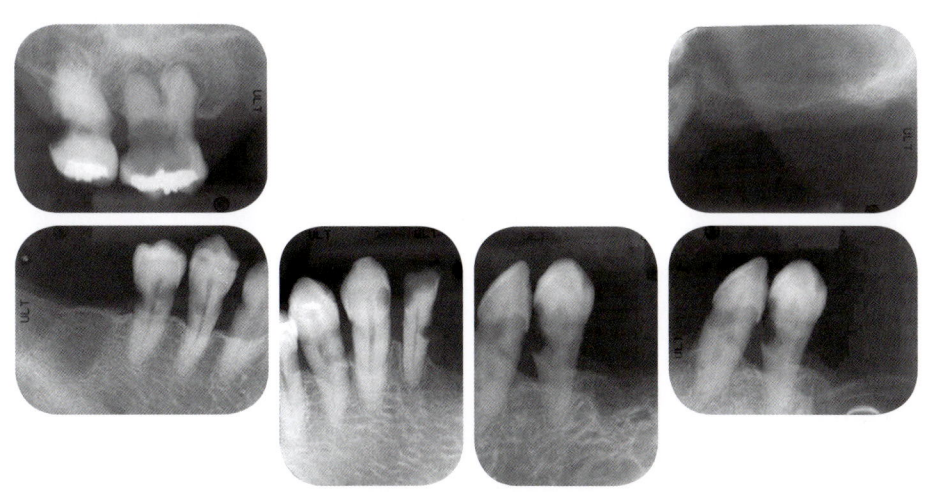

- 2012年5月15日：初診のX線画像より根面カリエスが多発していることがわかる。炭酸飲料、缶コーヒー、飴などの液体の砂糖の摂取を禁止した

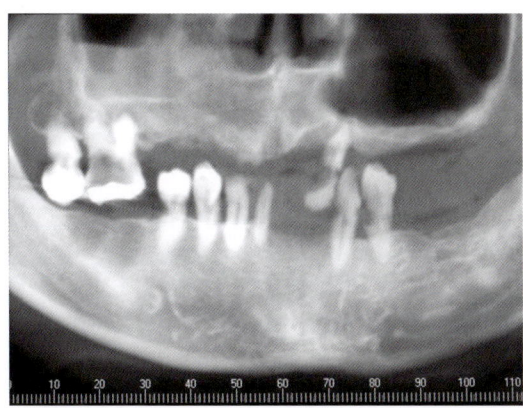

- 2012年6月1日：右上顎洞炎のため7⏌、6⏌を抜歯するよう耳鼻科から依頼された

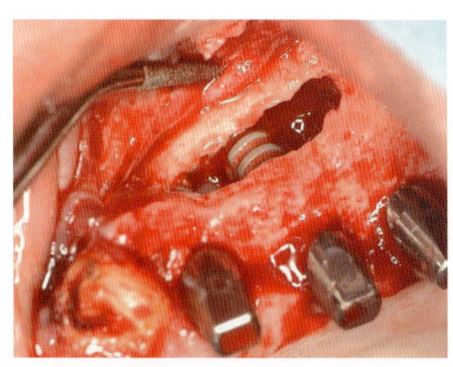

- 2012年6月14日：⎿456にラテラルサイナスリフトを行う。内部に人工骨などは入れずに、血餅で満たす

✚義歯を使わずに噛めるようにしたい

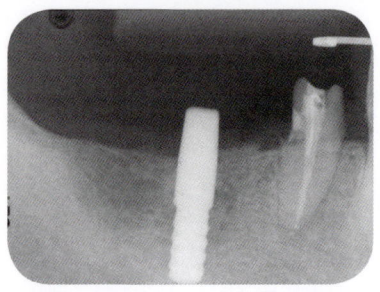
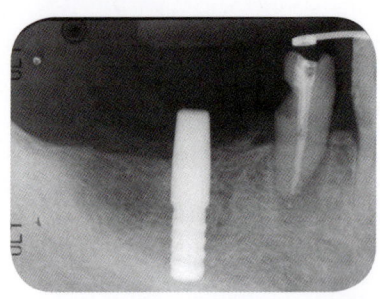
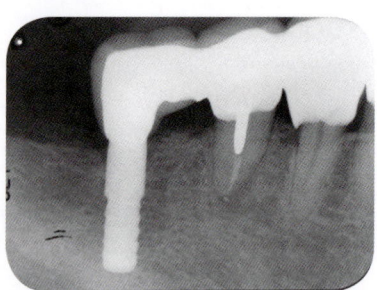

- 2012年12月5日：5̄は縁下カリエスのためエクストルージョンを行う
- 2012年12月26日：約1ヵ月後、エクストルージョン終了時
- 2013年3月3日：エクストルージョンより4ヵ月後、歯周補綴が合着された。歯周補綴の延長ポンティック6̄はインプラント上に乗せてあるだけで、合着はしていない

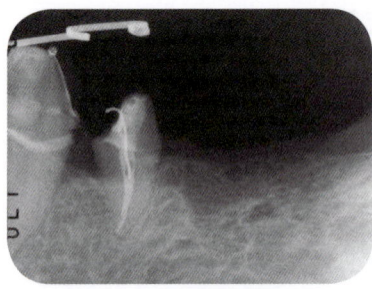
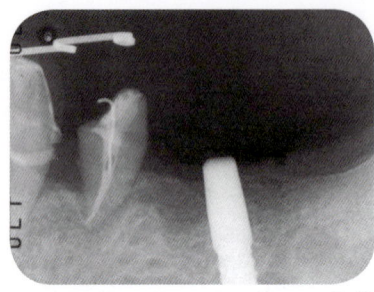
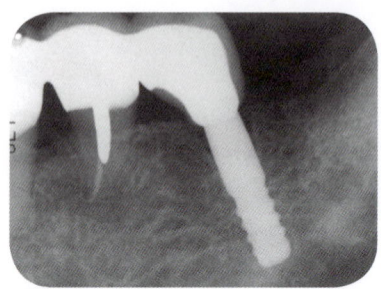

- 2012年7月13日：5̄は縁下カリエスのためエクストルージョンを行う
- 2012年7月28日：約1ヵ月後、エクストルージョン終了時
- 2013年3月13日：エクストルージョンより8ヵ月後、歯周補綴の延長ポンティック6̄はインプラント上に乗せてあるだけで、合着はしていない

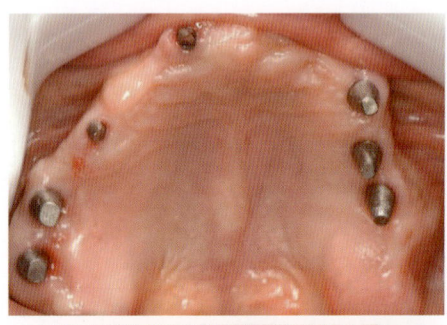
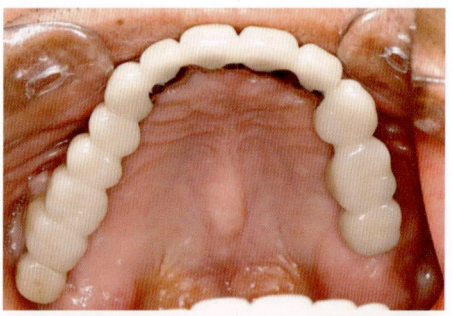
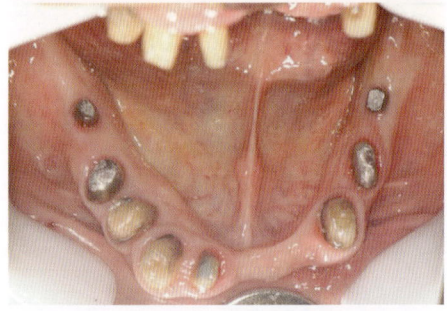
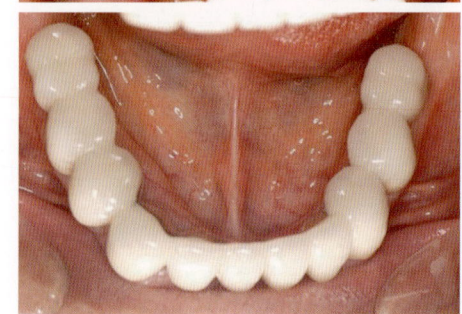

- 2013年3月7日：上顎前歯部はCTで見ると骨が薄く、2̄のみにインプラントを植立できた
- 2013年4月2日：上下顎にブリッジが合着された

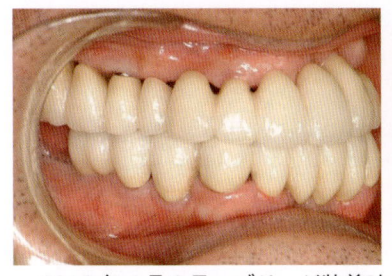 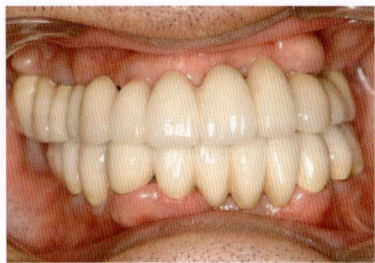 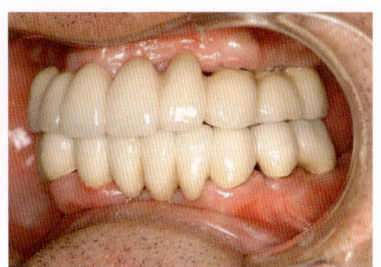

▪ 2013年4月2日：ブリッジ装着時

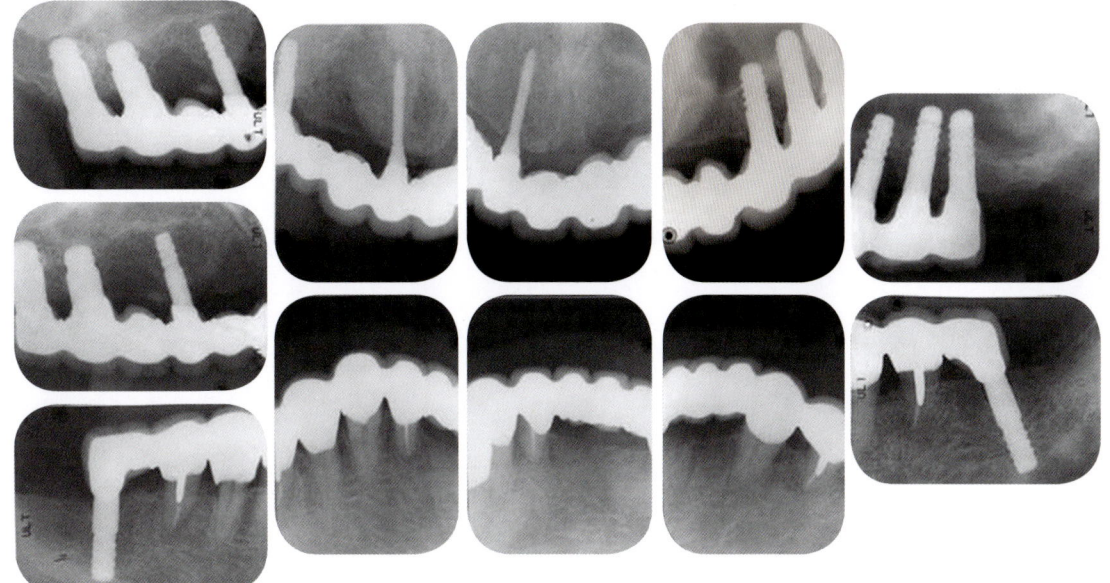

▪ 2013年3月13日：下顎ブリッジの6̅、6̲はインプラントにポンティックを乗せてあるだけで、合着はしていない

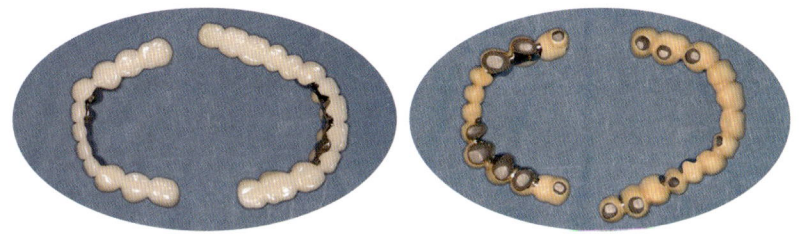

Column　インプラントバブルの崩壊

今から5、6年前、インプラント患者が非常に多かった。半年間に100本ほど植立した頃があった。このままだとインプラント専門医になってしまうのでは、と思えるくらいだった。ところが現在では当時の10分の1以下にまで激減してしまった。ご存知のとおり、インプラント治療は治療費が高額で、なかには早期に除去になったり、麻痺が残ったり、しまいには術中に亡くなる患者まで出たことを、マスコミに繰り返し叩かれたのである。その影響は当医院でも例外ではない。使い方さえ間違えなければ利点もある治療法だけに残念に思う反面、十分使える歯も抜歯してインプラントにしてしまうなど、あまりにも無謀な治療が横行したことに閉口することもあった。患者の歯を残すのが何よりも優先されるべきであり、そのなかでインプラントをどう活かすか慎重に検討すべきだと筆者は考えている。

＋歯周病患者との長期にわたる関わり方①

歯周補綴はここまで変わる
歯牙移動による歯周組織再生療法

KEY WORD　　アンチエイジングを可能にする歯牙移動による歯周組織再生療法

■ 患者概要と主訴
　患者：45歳、女性
　主訴：歯周病を治したい。

■ 処置
　この患者は筆者が大学を卒業して間もない、勤務医時代の患者である。1987年に歯周補綴を合着し22年の間に6を失ったこと、6のポンティックを失ったこと、前歯部のポーセレンの破損等で、新しくやり直してほしいと、2009年に再治療を希望された。
　以下の治療を行った。

- 1983年8月　　：初診。歯周基本治療　TBIを行う
　　　　　　　　：76、56、6M根、7を抜歯
- 1986年6月　　：フレアした上顎前歯を閉じるためMTM
- 1987年11月　：上下顎に歯周補綴合着
- 1999年12月　：6D根を抜歯（骨吸収のため、負担過重か？）
- 2003年4月　　：右上延長ポンティック切断（5の骨吸収が進んだため）
- 2009年6月より再治療開始
- 2009年6月　　：6、6にインプラント植立
- 2009年7月　　：1|12エクストルージョン　9月終了
- 2009年9月　　：5エクストルージョン　11月終了
- 2009年12月　：7に矯正用スクリュー植立、
　　　　　　　　456エクストルージョンが2010年3月終了
　　　　　　　　：5抜歯（根尖まで骨吸収のため）
- 2010年4月　　：2エクストルージョン　1ヵ月後終了
- 2010年8月　　：上下歯周補綴合着

■ 考察
【歯牙移動による歯周組織再生療法】
　22年後の治療で大きく変わったことは、歯牙移動により歯周組織を再生させる治療法である。歯周治療で歯をエクストルージョンさせると、ポケットが浅くなり、さらに吸収した歯肉・歯槽骨が再生され、審美性の回復もできる。歯根歯冠比を変えるので歯周補綴の安定性も向上するのである。
　22年前の歯周補綴が動揺した歯牙を連結させるためだけであったのが、再生療法で審美性・ブラッシングのしやすさも得られている。

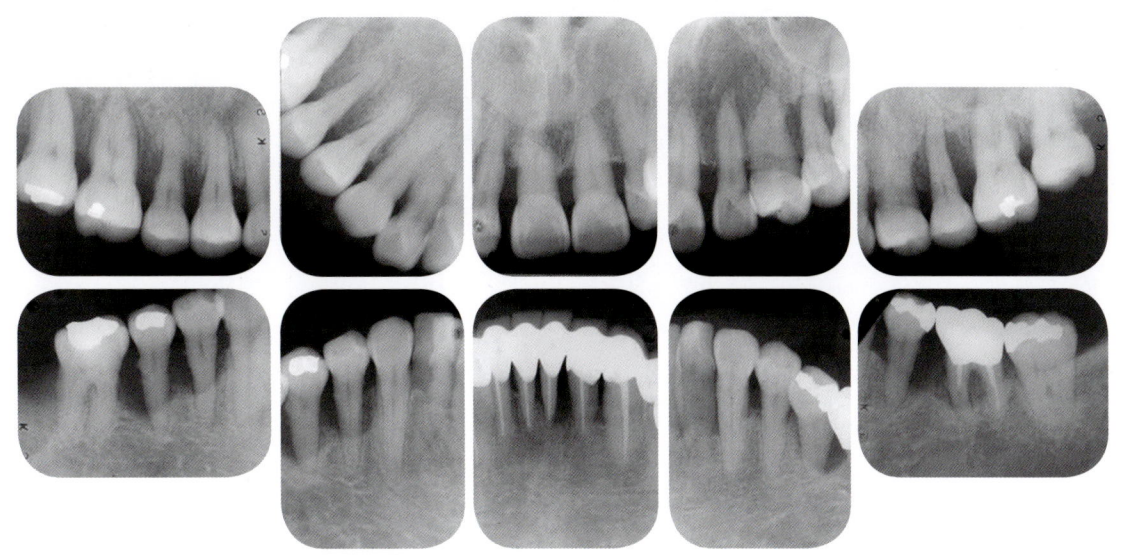

▪ 1983年8月3日：初診時のX線写真

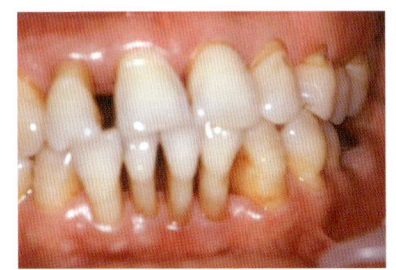

▪ 1983年12月3日：初診より4ヵ月後の口腔内

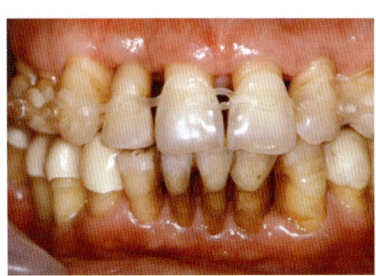

▪ 1987年7月19日：フレアしていた前歯

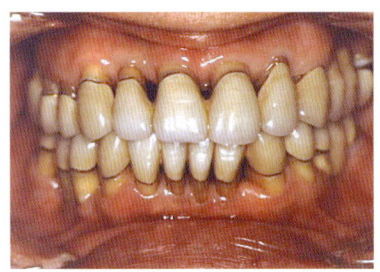

▪ 1987年11月7日：患者は49歳、歯周補綴合着時

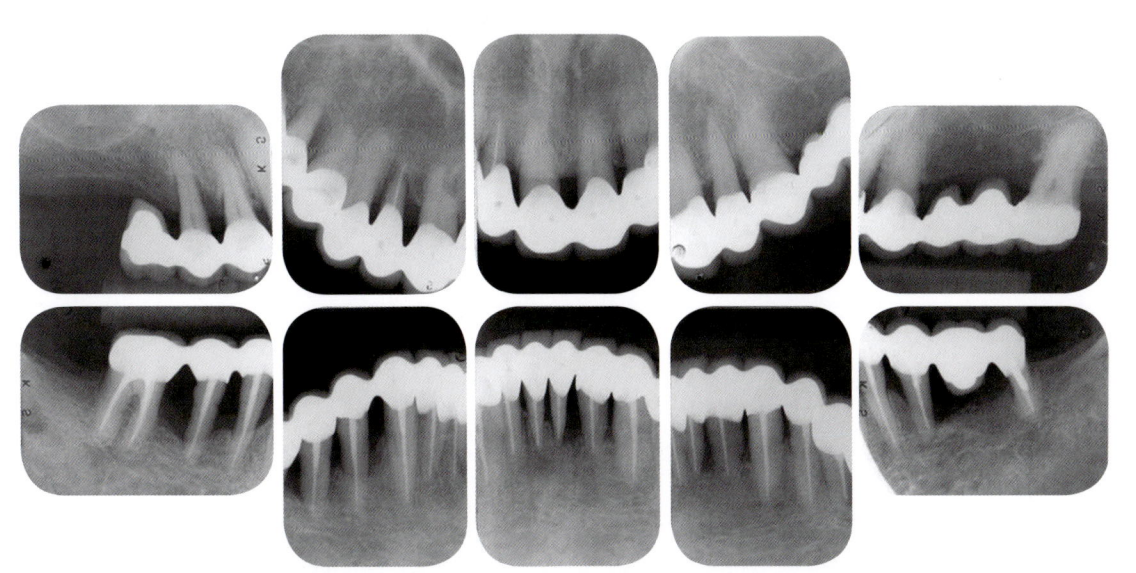

▪ 1987年11月14日：歯周補綴合着時

矯正が可能にする包括的歯科治療　　35

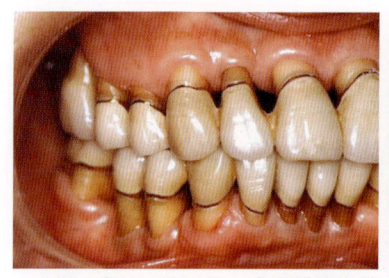

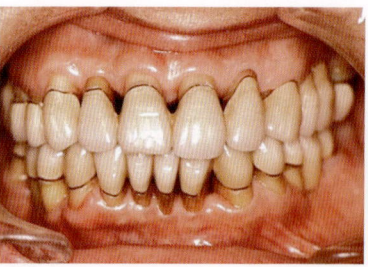

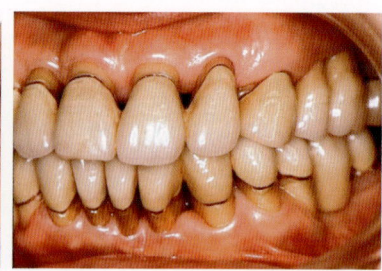

✚ 歯周病患者との長期にわたる関わり方①

- 1988年10月8日：歯周補綴合着より約1年、患者50歳

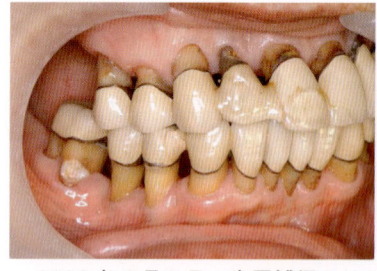

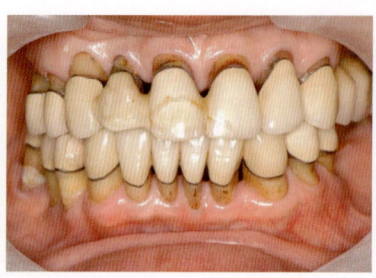

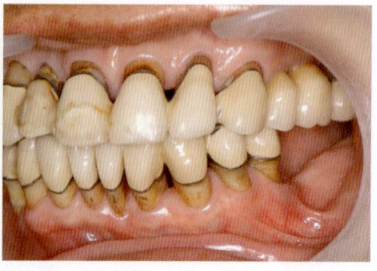

- 2009年6月9日：歯周補綴より22年後、右上ポンティック切除、|6 D根抜歯、前歯部のポーセレン破折等で再治療をすることになった。

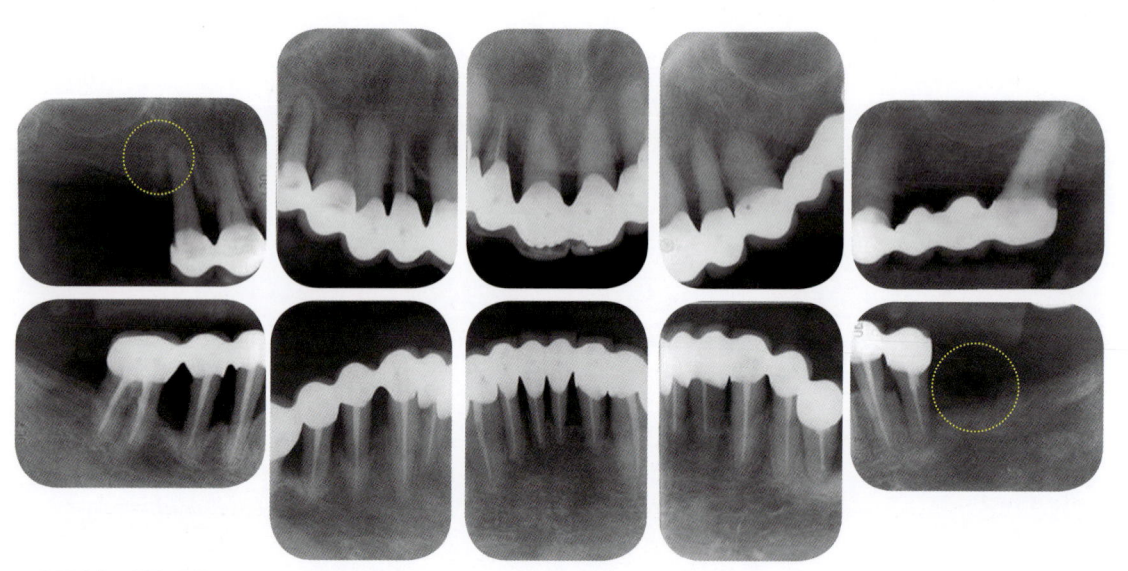

- 2008年12月10日

Column　おばあさんにほめられる♪

患者に過去と現在の治療後の写真の比較を見せると、「今が一番きれいですね。先生もお上手になりましたね」とほめられた。この患者にとって私は新卒の頃と立場が同じなのである。それにしても30年間よく通ってくれている。

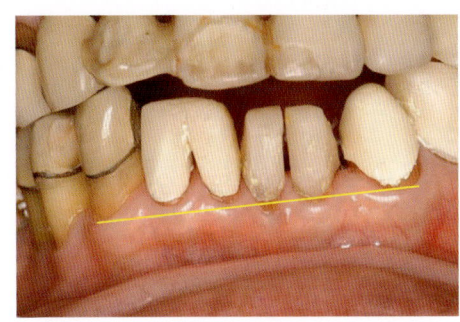

- 2009年7月31日：前歯部をテンポラリーに変える

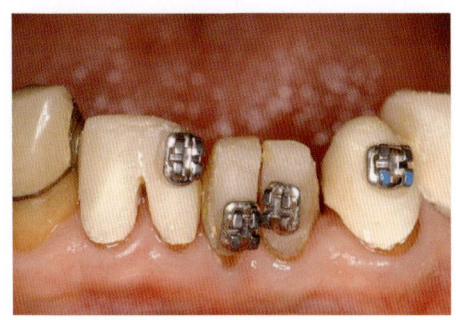

- 2009年7月31日：ポケットを浅くするためのポジショニングをする

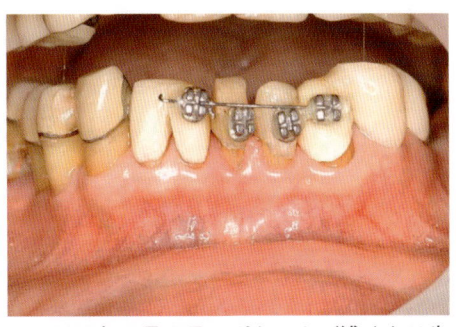

- 2009年9月3日：ポケットが浅くなり歯肉のレベリングがなされた

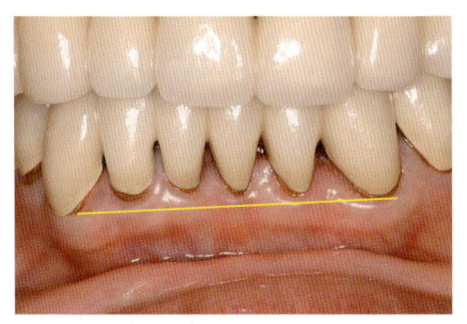

- 2010年8月25日：歯肉のレベリング後、歯周補綴処置を行う

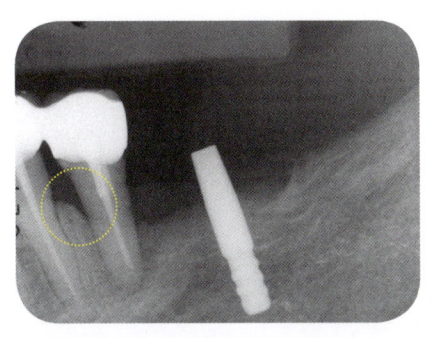

- 2009年6月25日：5|の近心に垂直性骨吸収がある

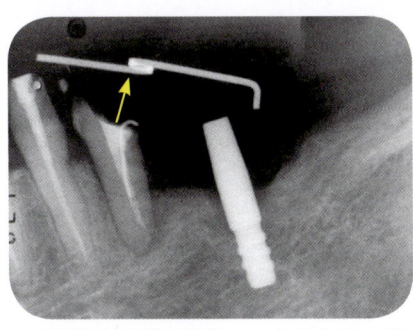

- 2009年9月10日：エクストルージョンを開始

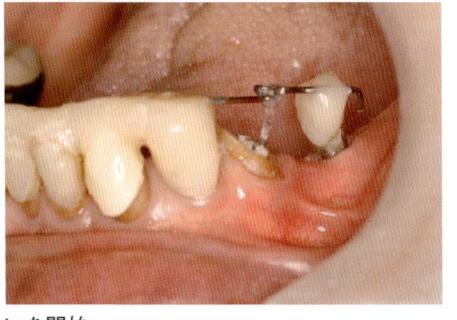

- 2009年11月26日：2ヵ月後、エクストルージョンがなされた

矯正が可能にする包括的歯科治療　　37

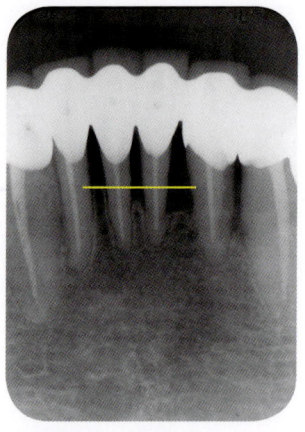

➕歯周病患者との長期にわたる関わり方①

- 2008年12月10日：エクストルージョン前 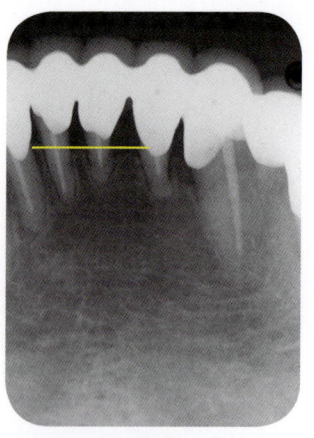
- 2010年8月20日
- 歯肉がエクストルージョンでレベリングされると内部の歯槽骨も再生され、歯槽骨もレベリングされる

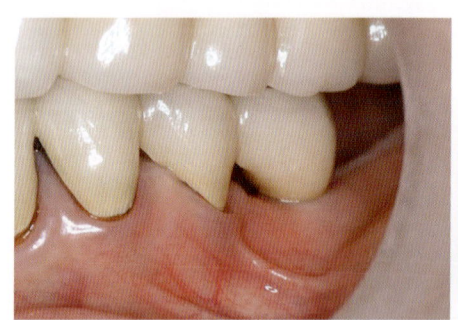

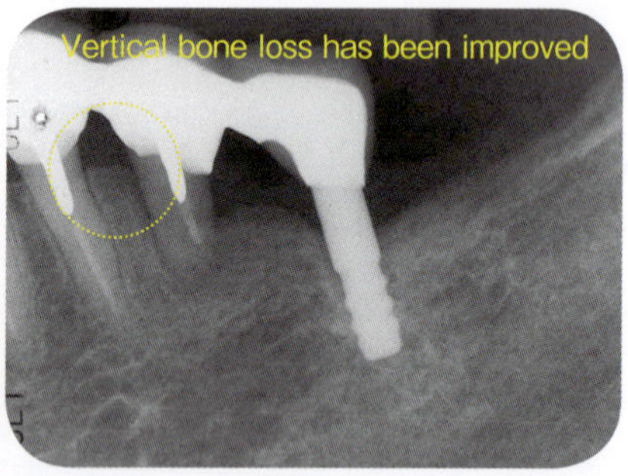

Vertical bone loss has been improved

- 2010年8月20日：5̲の近心の骨吸収は改善された

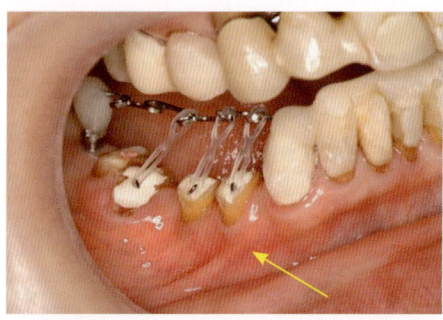

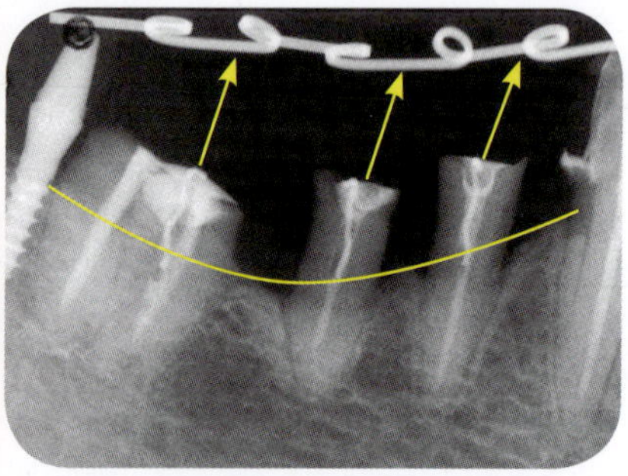

- 2009年12月17日：7̲に矯正用スクリューを植立し、6̲5̲4̲のエクストルージョンを開始

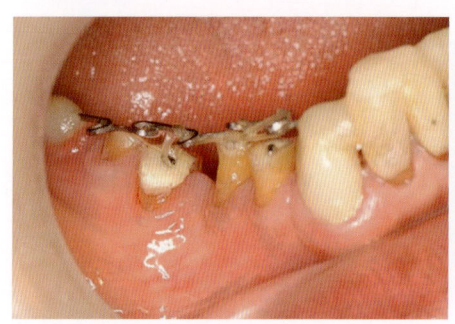

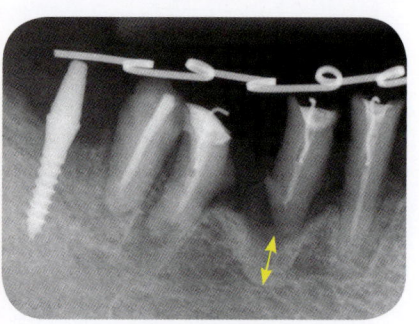

- 2010年3月12日：エクストルージョンに伴い歯肉・歯槽骨が再生する

月刊　林 治幸

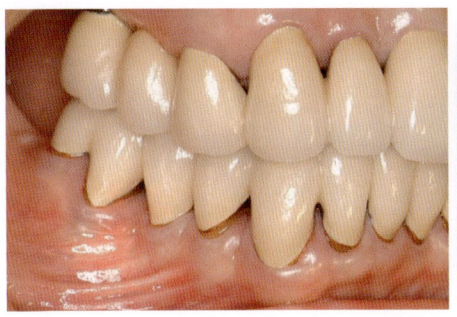

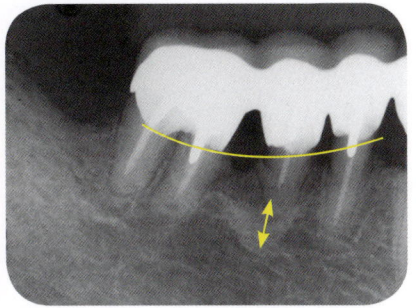

- 2010年8月20日：保定後、補綴物を合着する。吸収していた歯槽骨が再生している

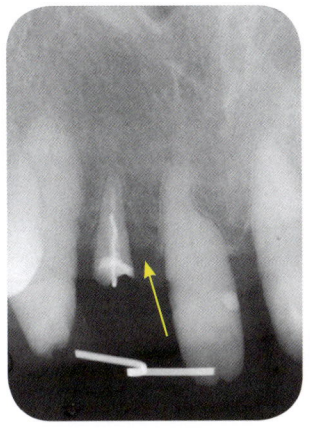

- 2010年4月9日 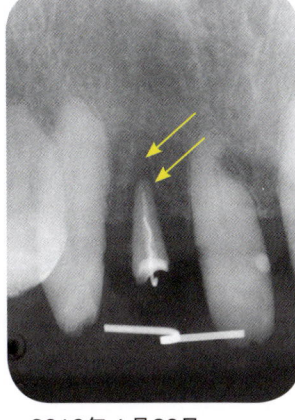
- 2010年4月30日 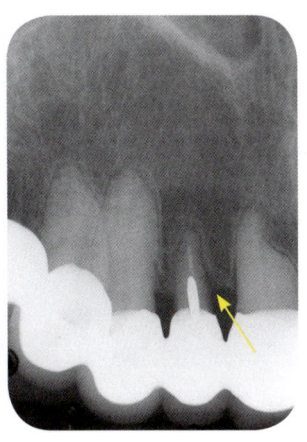
- 2010年8月20日
- 同様に2|の骨欠損をエクストルージョンで改善させる

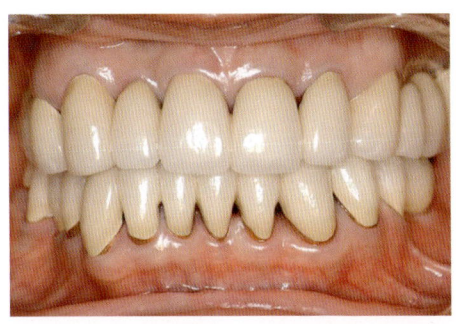

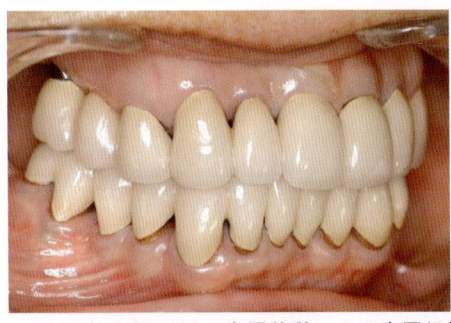

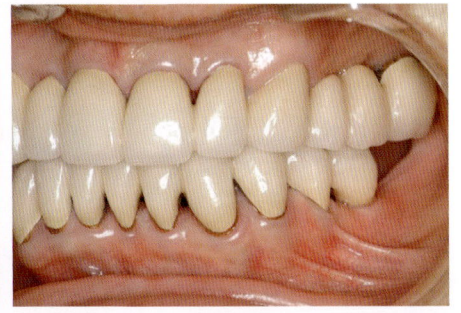

- 2010年8月25日：歯牙移動による歯周組織再生療法を行った歯周補綴合着、審美性も改善されている

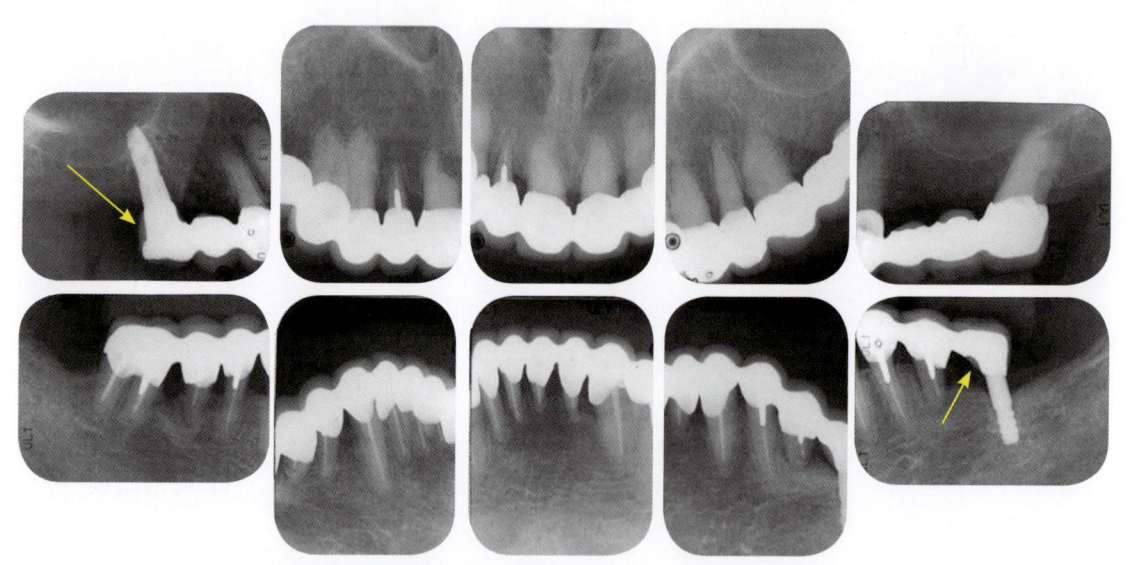

- 2009年12月10日：歯周補綴後のX線写真。6⏌、⏋6のインプラントは延長ポンティックを乗せてあるだけで合着はしていない

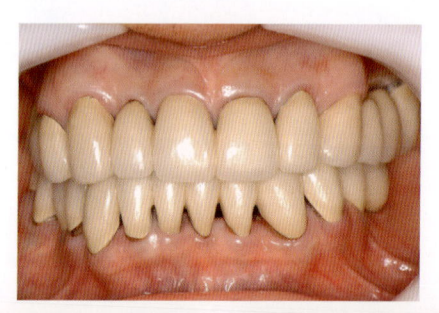

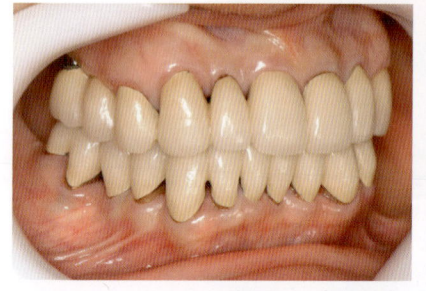

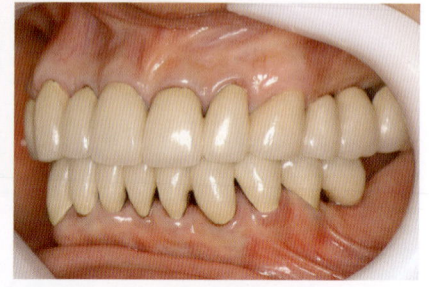

- 2013年8月28日：初診より約30年後、良好に経過している。患者75歳

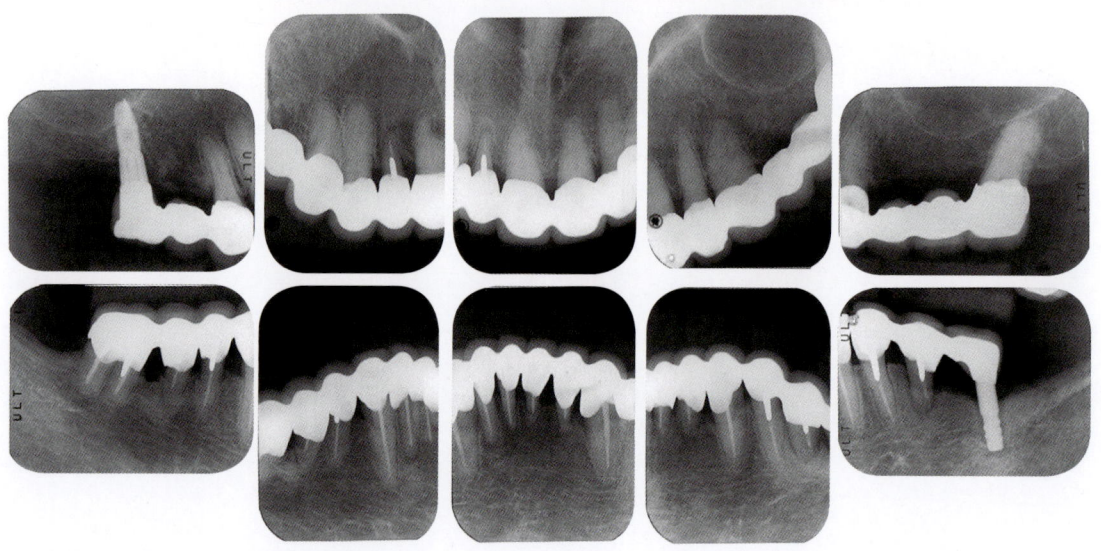

- 2013年8月28日：同日のX線写真

+歯周病患者との長期にわたる関わり方②

時代の変化と治療の変化

KEY WORD　長期症例から——治療は進化し変わり続ける

■ 患者概要と主訴
患者：38歳、男性
主訴：歯周病を治したい

■ 処置
この患者の症例は1990年7月号のデンタルダイヤモンドに「重篤な歯周疾患7年の経過を追う」というタイトルで掲載した、その後の経過である。以下の治療を行った。

- 1983年1月　：初診　$\overline{862|1246D根7}$　抜歯
　　　　　　　：　　　$\overline{81|16}$　抜歯
- 1985年10月　：歯周補綴合着
- 1986年2月　：歯周補綴合着
- 1990年2月　：$\underline{7}$歯根破折のため抜歯。右上が延長ブリッジになる。
- 1992年12月　：$\overline{7}$根面カリエスのため抜歯。左下が延長ブリッジになる。
　　　　　　　途中延長ポンティック前の支台歯の違和感が増え延長部分を切断。
- 2007年1月　：歯周補綴より約21年経過するが、予後は良好であった。
- 2008年7月　：$\underline{4}$の歯根破折が起き右側では嚙めなくなった。
- 2010年1月　：初診より27年、左だけで嚙んでいる。
　　　　　　　：28年目の修理と補強
- 2011年5月　：$\overline{3}$と$\overline{45}$の間のロウ着が破折し左側でも嚙めなくなる。$\overline{345}$の間をワイヤーとレジンで暫間的に固定し、先に右上で嚙めるようにするために、順番に以下の処置を行った。
　　　①5月：$\underline{76}$にインプラント植立、$\underline{6}$インプラント植立
　　　②11月に$\underline{76}$連結クラウン合着（テンポラリーで左側で嚙めるようにしてから右の修理に入る）
　　　③10月より$\overline{45}$のエクストルージョンを行う（ポケット浅化のため）
　　　④12月$\overline{45}$エクストルージョン終了
- 2012年3月　：$\overline{3～6}$の連結クラウン合着、$\overline{3}$は2重クラウンで舌側より補強のピンを入れた。
- 2013年1月　：初診より30年後

■ 考察
本患者も30年にわたって受診されている。最初の歯周補綴から何とか24年までは使えたが、補修が必要となった。補修には矯正、インプラント、補綴等長年積み重ねてきた治療があるからこそクリアできた。時代とともに治療の選択肢が増えてきている。今年からは31年目を迎えているが、果たして40年先はどうであろうか？　それには患者が元気で通院でき、私も現役でなければならない。運がよければ見ることができるかもしれない。

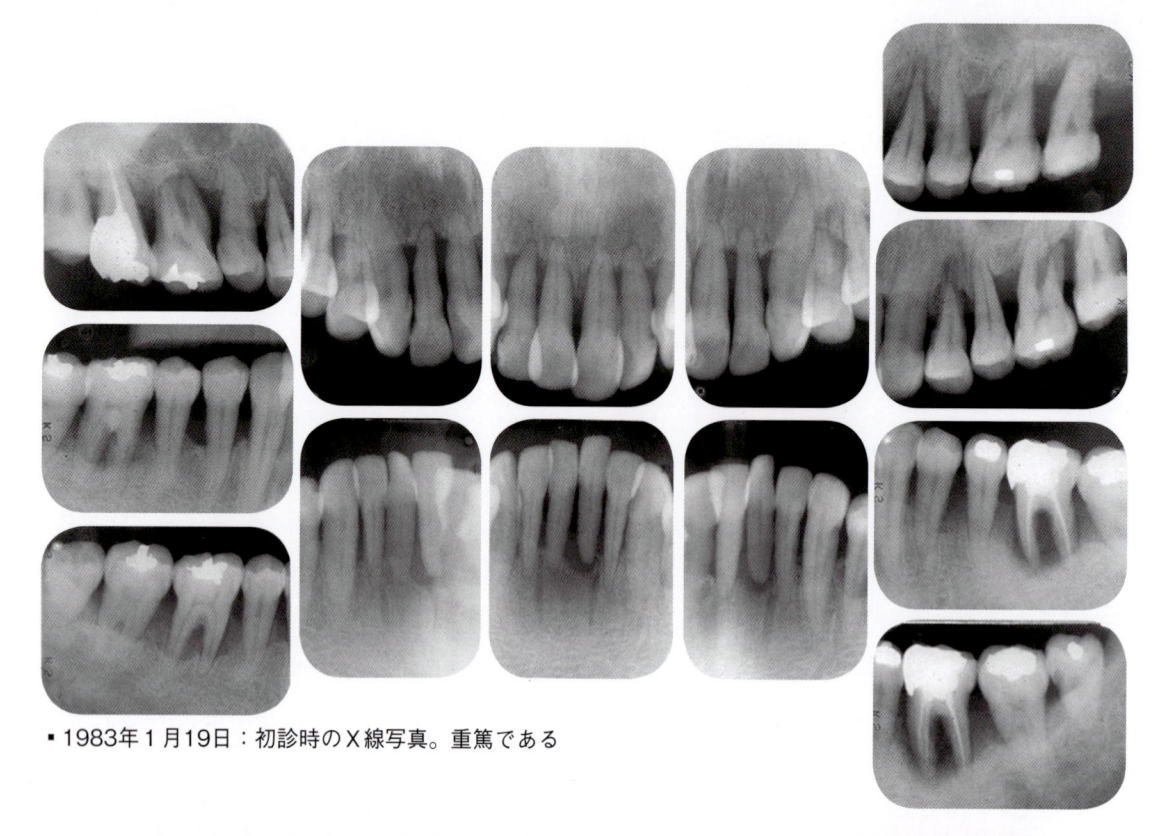

歯周病患者との長期にわたる関わり方②

- 1983年1月19日：初診時のX線写真。重篤である

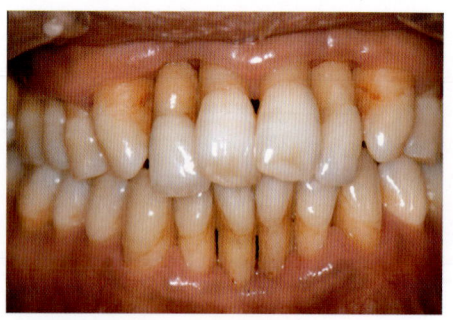

- 1983年1月19日：初診時

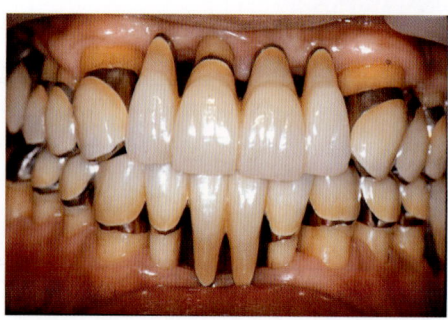

- 1986年2月10日：初診より約3年、歯周補綴終了時

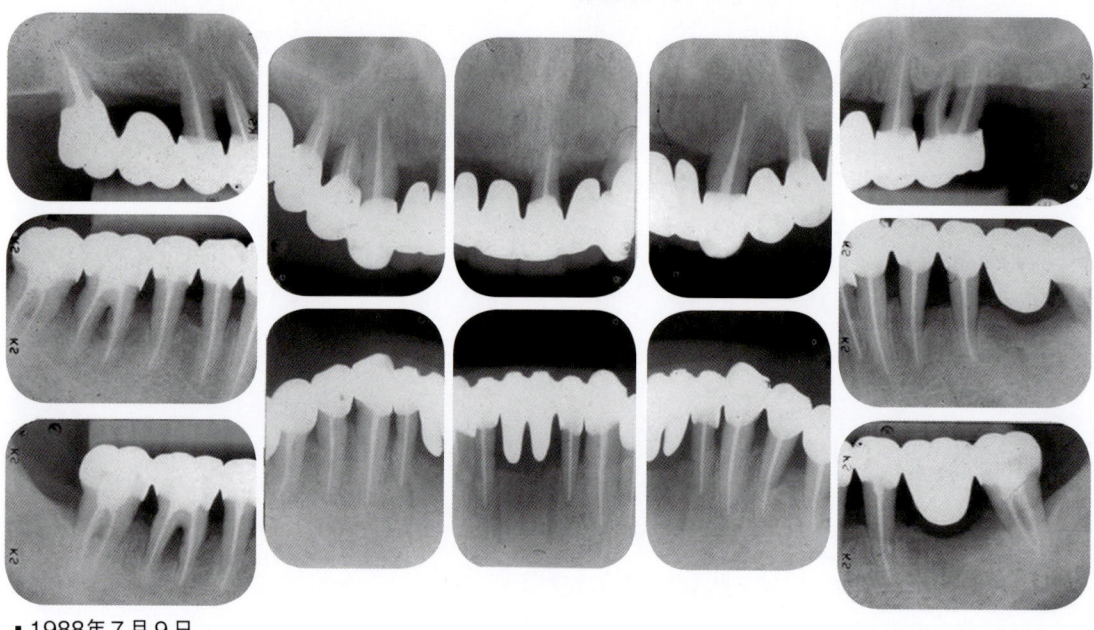

- 1988年7月9日

月刊　林 治幸

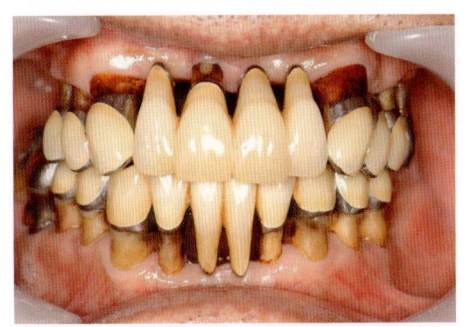

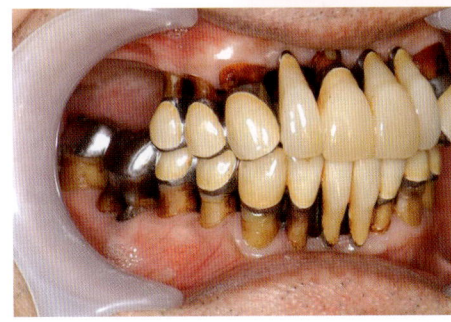

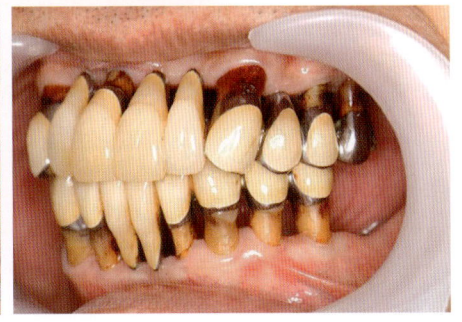

- 2007年1月17日：初診より24年後、7」、「7は抜歯に至っている

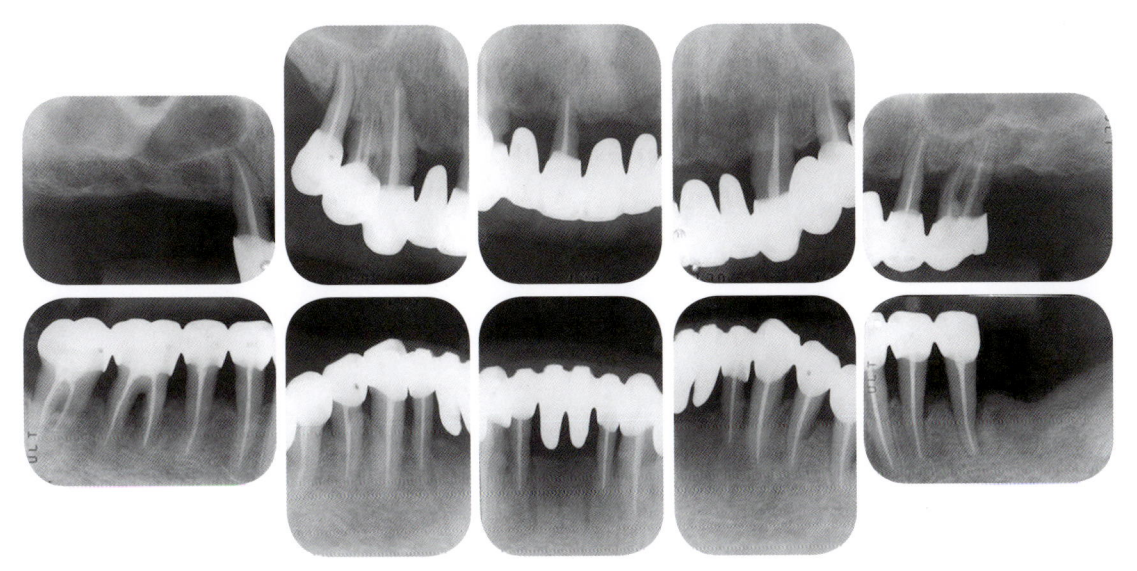

- 2008年3月5日：

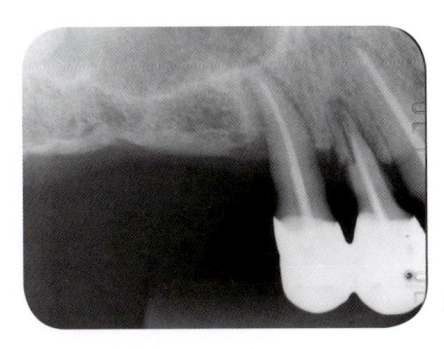

- 2008年7月17日：4」が歯根破折し、右側では噛めなくなる

矯正が可能にする包括的歯科治療

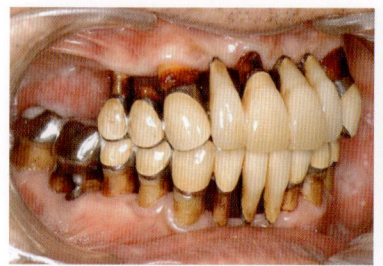

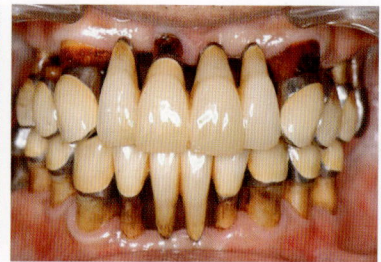

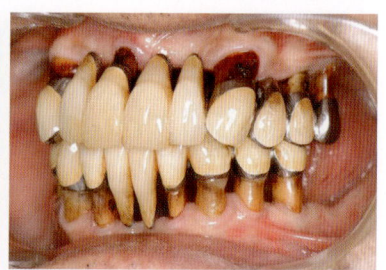

+歯周病患者との長期にわたる関わり方②

・2010年1月13日

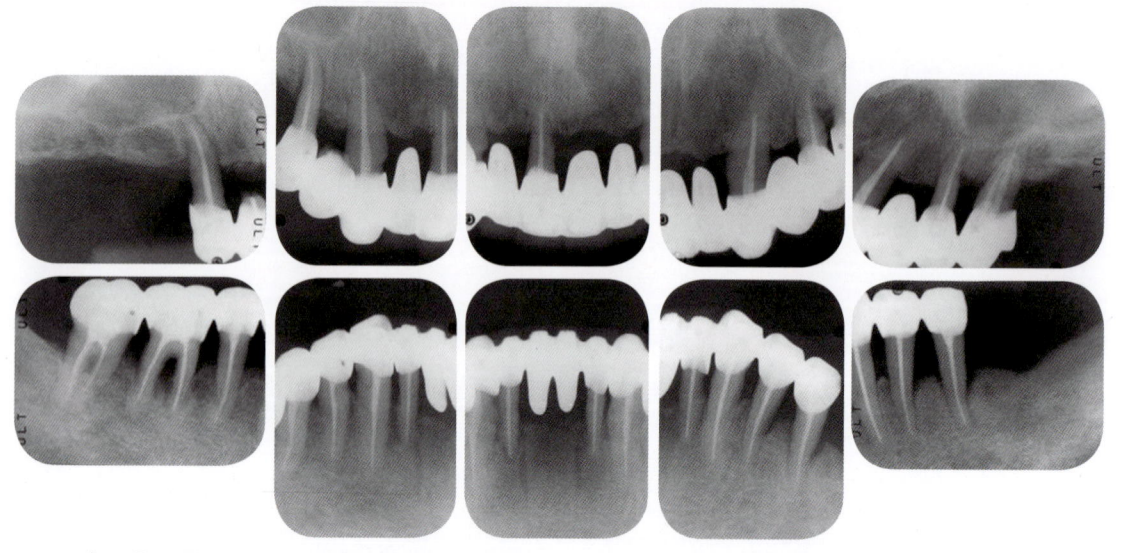

・2010年1月13日

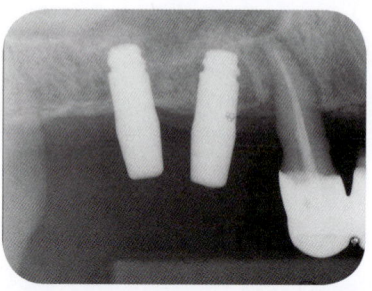

・2011年5月27日：|3と|45の間のロウ着部位が破損し左側でも噛めなくなった。そこで右側で先に咬めるように76|にインプラント植立

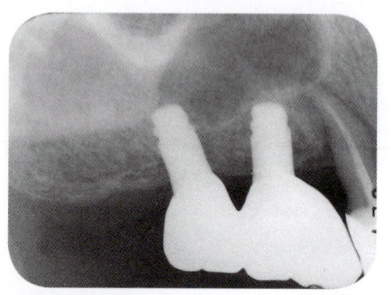

・2011年10月19日：10月連結クラウン合着

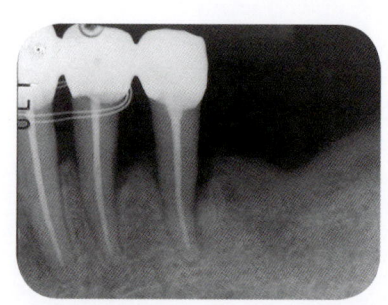

・2011年5月11日：|3と|45の間のロウ着が破損したのでワイヤーとレジンで暫間固定し、|6にインプラント植立

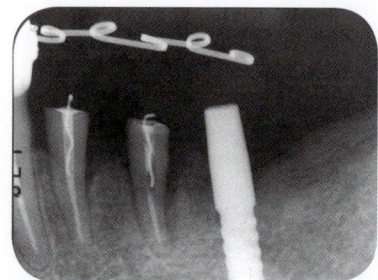

・2011年10月19日：ポケットを浅くするためエクストルージョンを行う

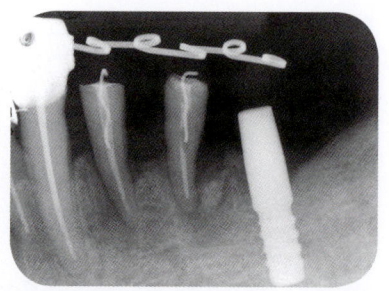

・2012年1月18日：2012年1月エクストルージョンがなされた

月刊　林 治幸

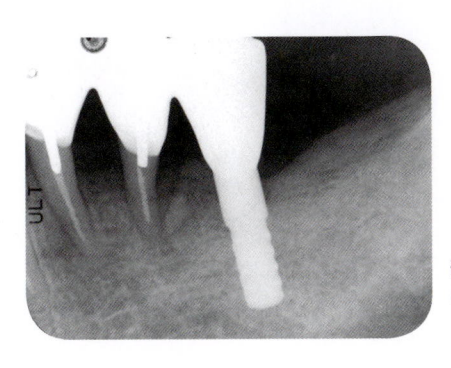

- 2012年3月17日：3456の連結クラウン合着（6のインプラントは合着せず）

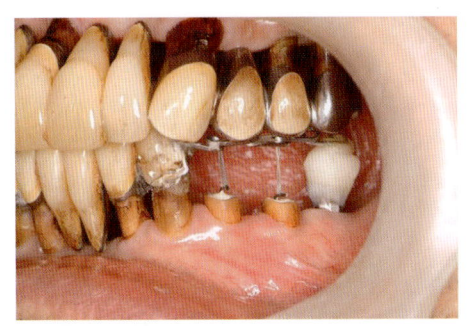

- 2011年10月19日：エクストルージョン開始

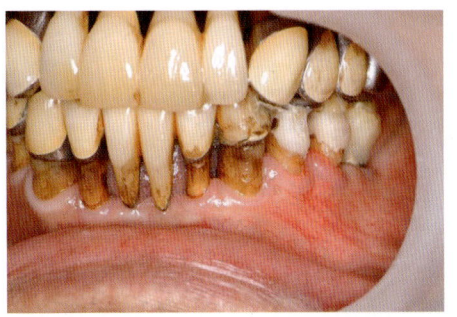

- 2011年12月15日：3ヵ月後、ポケットが浅くなり、さらに歯肉が再生されている

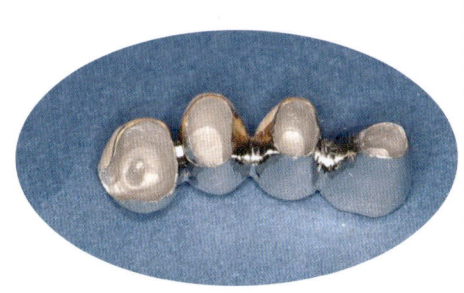

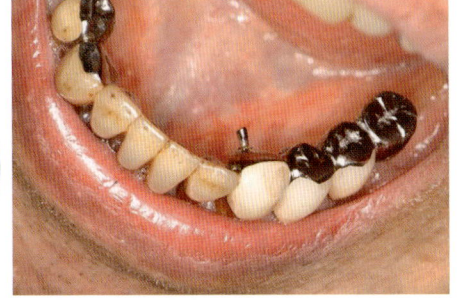

- 3は二重に被せ、咬合面からのピンと舌面からのピンで外れないようにして連結させた

矯正が可能にする包括的歯科治療

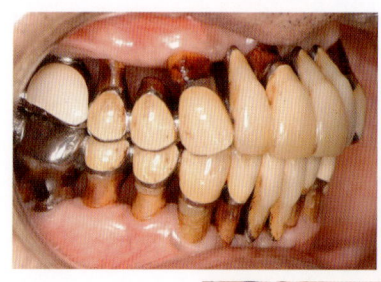

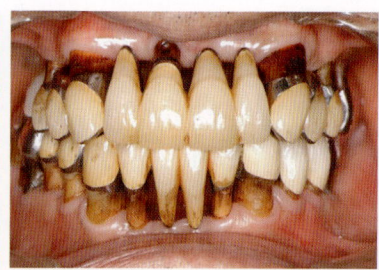

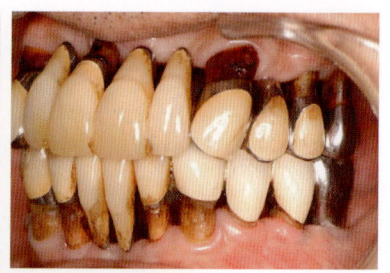

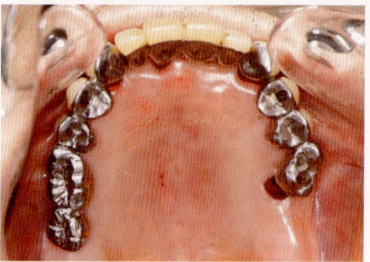

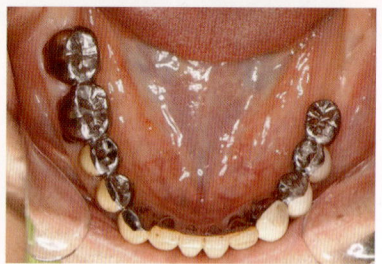

＋歯周病患者との長期にわたる関わり方②

・2012年3月17日：右上、左下の修理終了時

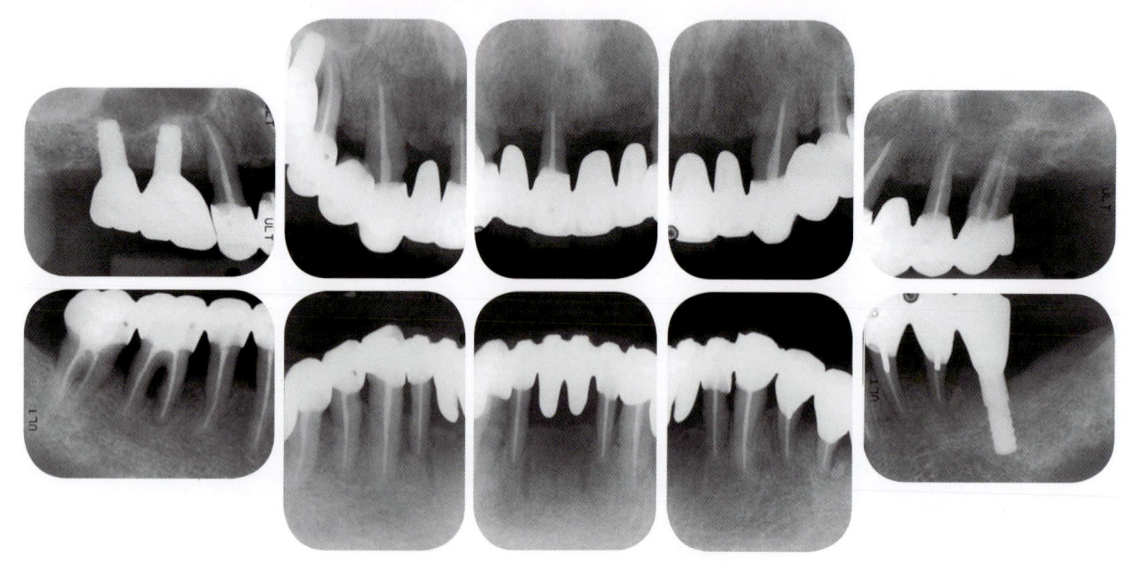

・2012年3月17日

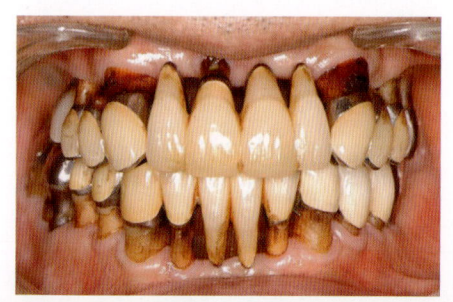

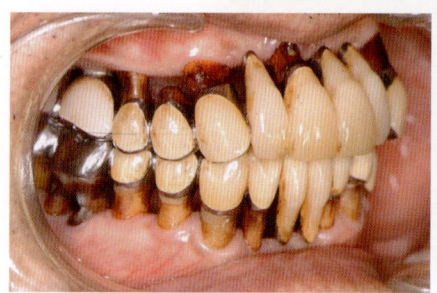

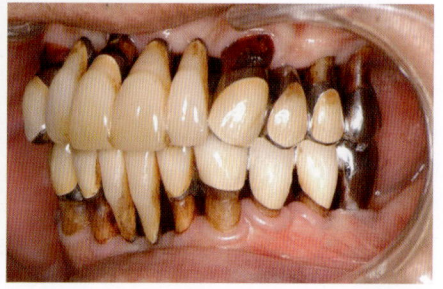

・2013年1月9日：初診より30年後

✚ おわりに

　歯科治療は多岐に及び、すべてを網羅するのはとても難しい。情報をより多く収集することがよいことのように思うかもしれない。しかし、情報のなかには間違ったものもある。間違った情報は臨床を台なしにするかもしれない。それゆえ、情報は取捨選択する必要がある。では何を基にすればよいのであろうか？　長期にわたる臨床例である。長く良好ならば信用に値するが、経過のない症例はその時点では価値がない。症例は嘘をつかないのである。

　卒後まもなく片山恒夫先生のゼミナーに参加した。ある程度勉強をしていたつもりである私は、ひどくショックを受けた。数十年にわたる良好な臨床例を次々に見せられ、何の言葉もでなかった。はるか先をいっている。そして思った。今やっている仕事を何十年後かに見たときに、後悔しない治療をしたい、と。

　矯正治療を始めたとき、うまくいかずに苦しんだ。その時助けてくださったのが恩師の故・窪田勝信先生である。そのとき教えていただいたのがMEAW法である。習得するには「技術鍛錬」と「三次元的に歯を移動させるイメージ」を身につける必要がある。水平的移動から三次元への移動は、私の矯正治療を格段と上達させてくれた。

　そしていまの私の臨床がある。

「情報は日々古くなり、症例は日々価値を増す。技術は己を助け、けして裏切らない」

【参考文献】

1）林　治幸：包括的歯科治療へのアプローチ．砂書房，東京，1998.
2）林　治幸：矯正を臨床に生かす．砂書房，東京，2002.
3）林　治幸：矯正移植．砂書房，東京，2005.
4）林　治幸：臨床医のためのインプラント矯正入門．砂書房，東京，2006.
5）林　治幸，村松　敬：包括的歯科治療のなかでどう生かす？　歯牙移動による歯周組織再生療法．砂書房，東京，2009.
6）林　治幸：シャベル切歯を持つ日本人の歯の矯正　MEAW＋矯正用アンカースクリューがもたらす前歯部の審美と臼歯部の長期安定した咬合．砂書房，東京，2013.
7）林　治幸：若年性歯周炎に遭遇して．デンタルダイヤモンド，270：129-135，1995.
8）林　治幸：若年性歯周炎に遭遇して．デンタルダイヤモンド，271：125-135，1995.
9）林　治幸：包括的な治療を必要とする歯周病．デンタルダイヤモンド，282：145-156，1996.
10）林　治幸：包括的な治療を必要とする歯周病．デンタルダイヤモンド，283：137-144，1996.
11）林　治幸：歯周治療を振り返って．デンタルダイヤモンド，308：25-40，1998.
12）林　治幸：「咀嚼の中心」と「延長ポンティックを有する歯周補綴の予後」．デンタルダイヤモンド，372：121-128，2002.
13）林　治幸：歯牙移動・歯牙移植・外科矯正を取り入れた補綴処置－インプラントを矯正のアンカレッジとして利用する－．デンタルダイヤモンド，373：157-163，2002.
14）林　治幸：よみがえる口腔のためのstep by stepとは－咬合のReconstruction．デンタルフロンティア，25：29-44，2003.
15）林　治幸：矯正治療と歯肉－歯肉の変化から生体を見つめ直す．歯界展望，vol.104（5）：935-944，2004.
16）林　治幸：歯周治療の最高最善はいろいろな治療の組み合わせ　自由診療それぞれ．デンタルダイヤモンド社，東京，2005：60-69.
17）林　治幸：移植前処置としてのエクストルージョンの可能性．歯界展望，vol.108（3）：475-498，2006.
18）林　治幸：一般開業医が行うインプラント矯正とその有用性．日本歯科評論 vol.67（7）：57-64，2007.
19）林　治幸，村松　敬：歯槽骨増生・維持における歯根膜の役割．歯界展望 vol.114（1）：1-9，2009.
20）林　治幸：可能な限り最善の治療を・歯牙移動による歯周組織再生療法．村岡　秀明 編：医院すたいる 診療スタイル　それぞれ．デンタルダイヤモンド社，東京，2009：110-115.

PROFILE
林　治幸（はやし はるゆき）
●林歯科医院

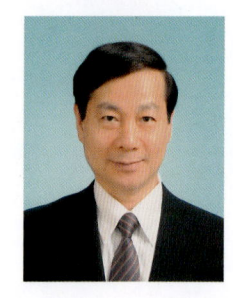

1958年	長野県生まれ
1983年	愛知学院大学歯学部卒業
	丸森歯科医院勤務
1989年	林歯科医院開業
	窪田矯正歯科医院　窪田勝信先生に6年間師事
	現在に至る
	「矯正を臨床で生かす会」代表

林歯科医院：横浜市中区不老町1-1-14　関内駅前エスビル5F
http://dent.main.jp/

月刊　林　治幸　矯正が可能にする包括的歯科治療

発行日	2013年12月1日　第1版第1刷
著　者	林　治幸
発行人	湯山幸寿
発行所	株式会社デンタルダイヤモンド社
	〒101-0054
	東京都千代田区神田錦町1-14-13　錦町デンタルビル
	TEL 03-3219-2571（代）
	http://www.dental-diamond.co.jp/
	振替口座　00160-3-10768
印刷所	共立印刷株式会社

ⒸHaruyuki HAYASHI, 2013
落丁、乱丁本はお取り替えいたします。

- 本書の複製権・翻訳権・上映権・譲渡権・公衆送信権（送信可能化権を含む）は、㈱デンタルダイヤモンド社が保有します。
- JCOPY〈㈱出版者著作権管理機構 委託出版物〉
本書の無断複写は著作権法上での例外を除き禁じられています。複写される場合は、そのつど事前に、㈳出版者著作権管理機構（電話 03-3513-6969、FAX 03-3513-6979、e-mail：info@jcopy.or.jp）の許諾を得てください。